Alles Chi-Moving

IRISIANA

Christine Alles

Chi-Moving

Sanfte Fitness aus Fernost

IRISIANA

IRISIANA

Haftungsausschluss

Die Inhalte dieses Buches sind sogfältig recherchiert und erarbeitet worden. Dennoch können weder die Autorin noch der Verlag für Personen-, Sach- und Vermögensschäden haftbar gemacht werden. Die Übungen des Buches können bei ernsthaften gesundheitlichen Problemen die Behandlung durch Ärzte oder Heilpraktiker nicht ersetzen. Bitte klären Sie im Zweifel mit Ihrem Arzt, ob Chi-Moving für Sie empfehlenswert ist.

Die Deutsche Bibliothek – CIP-Einheitsaufnahme
Alles, Christine:
Chi-Moving : sanfte Fitness aus Fernost / Christine Alles. –
Kreuzlingen ; München : Hugendubel, 2001
(Irisiana)
ISBN 3-7205-2242-3

Umschlaggestaltung: Zembsch' Werkstatt, München
Abbildungen: zeigen die Autorin, fotografiert von Martin Rattini, Brixen/Italien
Redaktion: Barbara Imgrund
Produktion: Maximiliane Seidl
Satz: EDV-Fotosatz Huber/Verlagsservice G. Pfeifer, Germering
Druck und Bindung: Huber, Dießen
Printed in Germany

ISBN 3-7205-2242-3

INHALT

Danksagung

Ich möchte mich bei all meinen Kursteilnehmern bedanken, denn die Zeit, die wir geteilt haben, war Lehren und Lernen gleichermaßen. Weiterhin bedanke ich mich beim taoistischen Meister Mantak Chia und bei allen Lehrern, von denen ich lernen durfte. Meinen Eltern und meinem Bruder bin ich für die Unterstützung und die Liebe dankbar, die ich erfahren durfte, und für die Korrekturarbeiten an meinem Buch. Meiner Lektorin Barbara Imgrund danke ich für die Vermittlung des Verlages – dadurch wurde aus einem Traum ein Buch. Für die schönen Fotos im Buch bedanke ich mich bei meinem Mediengestalter und Fotografen Martin Rattini und auch beim Tanzpädagogischen Zentrum von Brixen. Mein Dank gilt auch den beiden Fotografen Evi Church und George Zambakian. Nicht zuletzt möchte ich mich bei meinem geliebten Mann Andreas Gross für seine liebevolle Unterstützung und für seinen Glauben an mich bedanken.

Vorwort

Dieses Buch wendet sich an all die Menschen, die einen anderen Weg zu Fitness und Gesundheit suchen, als ihn die herkömmlichen Sportarten anbieten. Es hat sich gezeigt, dass die Erkenntnisse der alten taoistischen Weisen aus der Vergangenheit gerade in unserer schnelllebigen Zeit uns als wertvolle Hilfe dienen können, um wieder die eigene Mitte und Balance zu finden: Mit »Chi-Moving« verwandeln Sie Leerzeiten und Alltagssituationen in Energietankstellen und Trainingszeit. Sie werden sehen, dass Fitness nicht nur in der Freizeit stattfindet – Sie können *jederzeit* etwas für sich tun und erhalten dadurch ein neues Lebensgefühl.

Wald-Michelbach, Februar 2001 *Christine Alles*

EINLEITUNG

In unserer Zeit ist der Begriff Fitness zu einem wichtigen Bestandteil des modernen Lebensstils geworden: Wer nicht fit ist, kann nicht mithalten im täglichen Konkurrenzkampf. Doch was ist Fitness überhaupt?

Im herkömmlichen Sinne versteht man darunter einen schönen, muskulösen Körper und eine gute Kondition. Doch diese Betrachtungsweise beschränkt sich auf das äußerlich Sichtbare und Messbare. Aus der taoistischen Sicht hingegen ist der Zustand der inneren Organe und der energetische Zustand des Menschen maßgeblich: Was nutzt ein schönes Äußeres, wenn zum Beispiel die Nieren ausgepowert sind? Wir alle wissen, dass ein Versagen innerer Organe die Lebensqualität erheblich einschränkt und irreparable Schäden oder sogar den Tod zur Folge haben kann.

Daher zielt die fernöstliche Fitness, die hier beschrieben wird, in erster Linie auf die Verbesserung des inneren körperlichen Zustandes, auf eine Stärkung der Organe und auf eine deutliche Energiezunahme im Körper ab. Zwei wichtige Fragen sind also: Wo lässt sich Energie sparen und wie kann man zusätzlich Energie tanken? Denn je mehr Energie ein Körper auf Dauer hat, desto jugendlicher wirkt er.

Dieses Buch will eine Schnittstelle zwischen dem östlichen und dem westlichen Verständnis der Körpervorgänge und des Trainings herstellen: Eine Kombination dieser Prinzipien wird zu einem ganzheitlichen Gesundheits- und Verjüngungskonzept führen.

Chi-Moving

Chi-Moving bedeutet Energiebewegung: Die Begriffe Fitness und Gesundheit sind letztlich nicht beschränkt auf Kondition, Kraft, Beweglichkeit und die Abwesenheit von Krankheitssymptomen – sie schließen auch die Präsenz einer kraftvollen Energie ein, der Lebensenergie Chi. Chi-Moving gibt

Ihnen Übungen und ein Hintergrundwissen an die Hand, mit denen Sie an Ihrer Fitness bis hinunter auf die Zellebene arbeiten können: Sie lösen unter anderem auch Energieblockaden auf und verbessern den Energiefluss.

Zu einem ganzheitlichen Training gehört es, ein grundlegendes Verständnis der Energievorgänge im Körper zu entwickeln sowie Gedanken und Emotionen zu integrieren, sodass eine spürbare, wirkliche Einheit von Körper und Geist entsteht. Ohne emotionale Arbeit wird sich das Energie- und das Leistungsniveau auf Dauer nicht anheben lassen: Es ist daher ausschlaggebend, in welcher Geisteshaltung und mit welchem Anspruch man trainiert.

Betrachtet man die energetischen Vorgänge, so wird deutlich, warum Verspannungen entstehen und wo Blockaden sitzen: Alltag, Beruf, Familie, Freizeitbeschäftigungen und Zerstreuungen verbrauchen Energie. Alles zieht uns nach außen, während unser Geist versucht, viele Dinge auf einmal zu erledigen. Daraus entsteht über kurz oder lang der Wunsch und das Bedürfnis, neue Energie zu tanken; viele Menschen suchen deshalb nach wirkungsvollen Methoden, wie sie dies erreichen können. Vor allem ist es wichtig, wieder zu sich selbst zu finden und die Fähigkeit, sich zu bündeln und zur eigenen Mitte zu gelangen, zu entwickeln.

Dafür bietet Chi-Moving die passenden Hilfestellungen an: Man kann richtiggehend lernen, Alltag und Training mit »Energietankstellen« zu füllen. Es gibt kein Universalrezept, das sich für alle Menschen gleich gut eignet – suchen Sie sich deshalb aus den Übungen diejenigen aus, die Ihnen gefallen, und finden Sie so Ihren eigenen Weg. Sie bekommen Werkzeuge an die Hand, mit denen Sie eigenständig arbeiten können, und erhalten ein energetisches Hintergrundwissen, das Sie erkennen lässt, wie bestimmte Einflüsse oder Tätigkeiten auf Sie wirken. Wenn Sie sich zu bündeln lernen, werden Sie sehen: Sie erfahren mehr über sich, als Sie bisher ahnten, und tanken Kraft für Ihren einzigartigen Lebensweg.

Der Taoismus

Die Prinzipien des Chi-Moving basieren auf den uralten Erkenntnissen und Weisheiten des Taoismus: So verbinden die Bewegungssequenzen Elemente des T'ai Chi und des Qi Gong. Der Taoismus stammt ursprünglich aus China und ist eine Naturphilosophie, die aus Meditation, Philosophie, Naturbeobachtung, Erforschung des menschlichen Körpers und der Suche nach der Unsterblichkeit entstand.

Ähnlich wie die Alchimisten in unserem Zivilisationskreis waren auch die alten Taoisten auf der Suche nach dem Elixier der Unsterblichkeit. Nachdem sie erkannt hatten, dass durch die Einnahme etwa von Drogen dieses Ziel nicht zu erreichen war, kehrten sie den Blick schließlich nach innen. Sie entdeckten und erforschten Akupunkturpunkte, Energiebahnen, Wandlungsphasen und fünf Hauptenergien (die fünf Elemente) und fanden, dass im Körper die gleichen Gesetze wie im Universum gelten: So ähneln die Akupunkturpunkte den Sternen, die Energiebahnen den Umlaufbahnen, die fünf Hauptorgane den damals bekannten Planeten und die Energieflüsse den Wandlungsphasen der Jahreszeiten.

Basierend auf diesen Erkenntnissen entwickelte sich ein ganzheitliches Gesundheitssystem, das Disziplinen wie Akupunktur, traditionelle chinesische Medizin, Geomantie (Feng Sui), Qi Gong, T'ai Chi und viele mehr hervorbrachte.

WIE LÄSST SICH ENERGIE SPAREN?

Der Ansatz

Die Wiederherstellung des Einklangs und der Harmonie der äußeren Natur und der inneren Natur jedes einzelnen Individuums steht im Taoismus wie auch im Chi-Moving an erster Stelle. Nach diesem Energiemodell ist – damit Harmonie erzeugt werden kann – ein ungehinderter Fluss der Kräfte notwendig. Treten Energieblockaden oder Energielöcher auf, so stören sie den Fluss des Ganzen. Das bedeutet, dass das Zusammenspiel von gegenseitiger Förderung, Unterstützung und Kontrolle der inneren Organe nicht mehr optimal funktioniert. Die in diesem Buch beschriebenen Übungen des Chi-Moving dienen dazu, den Energiefluss zu verbessern, mehr Energie zur Verfügung zu stellen und Harmonie im Körper bewusst zu erzeugen.

Energie einzusparen ist in unseren Breiten ein verständlicher Wunsch: Energie kostet Geld, und nicht nur in der Umwelt werden die Rohstoffe immer knapper. Es lohnt sich daher, sich darüber Gedanken zu machen, wie man mit der eigenen Lebensenergie sorgfältiger umgehen und sie einsparen kann.

Der Begriff Energie

Um die Wirkungsweise von Chi-Moving zu verstehen, muss zunächst der Begriff Energie – im fernöstlichen Kulturkreis »Chi« genannt – näher erläutert werden.

Der menschliche Körper benötigt für jede Aktivität Energie – sogar im Ruhezustand laufen etwa Stoffwechselprozesse und Organfunktionen weiter, aber natürlich nur, wenn genügend Chi vorhanden ist. Die für das Chi-Moving relevanten Energieformen sind die aktive Energie, Yang-Chi, und die Essenz, Yin-Chi. Woher aber kommt dieses Chi, dieser »Lebensfunke«?

Energieumsatz und Energieerzeugung

Ein Beispiel erläutert am anschaulichsten die energetischen Prinzipien des menschlichen Körpers: Stellen Sie sich einen Waldbesitzer vor; er repräsentiert unsere Seele, unseren Geist. Der Waldbesitzer hat ein Haus (Körper) und Holzöfen (Ort der Chi-Erzeugung, im Taoismus Dan Tien genannt). Natürlich hat er auch einen Wald, der ihm Holz (Essenz oder Yin-Chi) für seine Öfen liefert – er erzeugt Energie, indem er mit dem Holz aus dem Wald seine Öfen befeuert. Er kann damit kochen oder heizen, diese Energie steht also bereit für Aktivität (Yang-Chi). Der Holzbestand nimmt natürlich mit jedem Feuer ab – entsprechend der Menge, die der Waldbesitzer verbraucht. Ebenso einleuchtend ist aber auch, dass dieser durch gute Isolierung des Hauses, einen effektiven Ofen, optimale Belüftung und überlegtes Heizen einiges an Holz einsparen kann.

Dem Holzbestand des Waldes vergleichbar ist der individuelle Vorrat an Energie, den jeder Mensch zu Beginn seines Lebens mitbringt: Das ist seine Essenz (Yin-Chi), die zum Teil in Organen und Knochen gespeichert ist. Für Stoffwechselvorgänge und alle Formen von Aktivität benötigt der Körper Energie (Yang-Chi). Um sie zu produzieren, entnimmt der Körper in den Tiefschlafphasen seinem Vorrat ein wenig Essenz, fügt Atmung und Nahrung hinzu und verbrennt alles im inneren Ofen, dem Dan Tien, zu Yang-Chi, also zu aktiver Energie.

Morgens ist der Yang-Chi-Vorrat neu aufgefüllt, sodass wir uns regelrecht »aufgeladen« fühlen: Mit diesem Yang-Chi können wir aktiv sein. Im Verlauf des Tages wird es dann, entsprechend den jeweiligen Anforderungen, wieder mehr oder weniger aufgebraucht werden, bis wir müde sind und schlafen gehen. Schlafen wir schlecht oder zu wenig, dann fühlen wir uns am nächsten Morgen auch nicht frisch, weil nicht genügend Chi erzeugt werden konnte. Dieser Umwandlungsprozess von Essenz in Chi erfolgt jede Nacht, bis der Körper am Ende des Lebens nicht mehr ausreichend Energie erzeugen kann, da die Vorräte (Essenzen) erschöpft sind.

Sorgfältiger mit Energie umgehen

Am generellen Ablauf der Chi-Erzeugung lässt sich wenig ändern, aber es gibt – siehe das Beispiel des Waldbesitzers – doch einige Möglichkeiten, Essenz einzusparen.

Wenn der Waldbesitzer den Ofen und sein Haus besser isoliert, bleibt die in Form von Wärme gewonnene Energie länger erhalten und entweicht nicht so schnell nach draußen. Die bessere Isolierung bedeutet übertragen, dass man »Energielöcher« und »Energieverschwender« im Körper minimiert oder beseitigt. Zu nennen sind hier beispielhaft Verspannungen, ein schwacher Beckenboden, ein falscher Muskeltonus, negative Emotionen und Fehlhaltungen.

Eine gute Ernährung und regelmäßige Bewegung vermögen die Brennleistung des Ofens zu verbessern. Da man für alle Verbrennungsprozesse Sauerstoff benötigt, ist ebenso eine tiefe Atmung mit dem Zwerchfell (Bauchatmung) für die Energieerzeugung entscheidend. Ein solider Lebenswandel und der Verzicht auf auszehrende Stoffe (Drogen, zu viel Alkohol, Zucker, Nikotin, aber auch Sport) entspricht dem überlegten, maßvollen Heizen durch den Waldbesitzer.

Wenn so sparsam und bewusst mit dem Yang-Chi umgegangen wird, ist am Ende des Tages noch einiges davon übrig, sodass weniger Essenz verwendet werden muss, um den Vorrat für den nächsten Tag wieder aufzufüllen. Die langfristige Folge solch »wirtschaftlichen« Energieverbrauchs ist, dass der Körper wesentlich langsamer altert.

Chi von außen: Die Naturkräfte

Die taoistischen Bewegungskünste T'ai Chi und Qi Gong sowie die Meditation bieten dem Übenden die Möglichkeit, Energie zu sparen; dieser Vorteil zeichnet sie gegenüber den gängigen westlichen Trainingsformen aus.

Durch diese Übungen werden – neben Essenz, Sauerstoff und Nahrung – zusätzliche Energien aufgenommen, die Naturkräfte. So ist es zu erklären, dass man sich nach dem Üben von Qi Gong oder T'ai Chi sofort stärker und fitter fühlt und nicht, wie beim normalen Sporttraining, die Regenerationsphase von ungefähr einem Tag abwarten muss.

Die erwähnten, stärkenden Naturkräfte wirken ganz besonders im Freien, deshalb fühlt man sich auch instinktiv an einem schönen Ort am Meer oder in den Bergen wohler und erholt sich dort besser als in der Großstadt. Diese Naturkräfte sind dem Yang-Chi ähnlich, müssen aber wie die Nahrung vom Körper individuell verwertet und verdaut werden, bevor er sie nutzen kann. Sie sind zwar kein Ersatz für die Essenz, können aber deutlich zur Ersparnis von Energie beitragen.

Verjüngender Effekt

Am Beispiel des Waldbesitzers wird deutlich, dass es noch eine weitere Möglichkeit gibt, die Essenz zu schonen: das Aufforsten.

Übertragen auf den Körper bedeutet dies, dass bei einem Yang-Chi-Überschuss und bei absoluter Stille des Geistes (Yin, die Abwesenheit von Gedanken) Chi wieder in Essenz zurückverwandelt werden kann – so wie aus Sonnenlicht, Wasser und Mineralstoffen neues Holz wächst. Dieser Yin-Zustand kann – ist er einmal erreicht – zu einem Stillstand des Alterungsprozesses oder sogar zur Verjüngung des Körpers führen. Jedoch ist das Erreichen dieser inneren Stille ein Prozess, der Zeit und Übungspraxis braucht. Wiederaufbau der Essenz ist ein Fernziel, die Einsparung von Chi hingegen macht sich sofort bemerkbar und führt zu einer deutlichen Leistungssteigerung und einer Verbesserung des Gesundheitszustandes sowie des Wohlbefindens.

Grundsätzlich lässt sich zusammenfassen: Je »widernatürlicher« wir leben – also entgegen unserer Körperphysiognomie und Geistesstruktur –, desto mehr Energie vergeuden wir. Energielecks und Energieräuber schleichen sich damit in unseren Alltag ein und rauben uns wertvolle Kräfte. Dazu gehören

- mangelhafte Atmung
- fehlerhafte Körperhaltung
- Verspannungen
- fehlerhafter Muskeltonus
- starke oder andauernde Emotionen
- uneffiziente Ernährung
- aufputschende oder dämpfende Mittel
- fehlender geistiger Kontakt zum Körper.

Die bewusste Beschäftigung mit diesen »Fehlerquellen« löst Reaktionen und Veränderungen im Körper aus, die den Energiehaushalt und das emotionale Empfinden wieder zurück ins Gleichgewicht bringen.

Energie sparen durch eine umfassende Atmung

Die Atmung wurde früher im Sporttraining völlig vernachlässigt, da man sich ihrer Bedeutung für alle Bewegungsabläufe nicht bewusst war. Doch der Atem ist unser ständiger Begleiter in jeder Sekunde, ein ganzes Leben lang – bis wir den »letzten Atemzug« tun.

Schon im Mutterleib trainiert das Ungeborene sein Zwerchfell, um nach der Geburt selbstständig atmen zu können. Auch Babys und Kleinkinder atmen noch – wie der Fötus – mit dem ganzen Rumpf: Bauch und Taille heben und senken sich, und die Atembewegung dehnt sich bis in den Rücken aus. Bei ihnen ist die Brustmuskulatur noch zu schwach, um allein die Atmung durchzuführen.

Etwa im Schulalter verändert sich diese ganzheitliche, gesunde Atmung zugunsten einer reinen Brustatmung, bei der die Zwerchfellaktivität deutlich reduziert wird. In der Schule liegt der Schwerpunkt auf der Verstandesbildung, der Kopf wird wichtiger als der Körper. Geistige Überforderung und der Zwang zum Stillsitzen führen schließlich zu Verspannungen der Schultern und zur Brustatmung als alleiniger Atmungsmethode. Auch bei Erwachsenen ist in Stresssituationen dasselbe Reaktionsmuster zu beobachten – ja, die Atmung ausschließlich mit der Brustmuskulatur führt sogar dazu, dass der Körper noch mehr Stresssymptome zeigt.

Tiefe Bauchatmung

Die Atmung tief in den Bauch hinein erfolgt mit Hilfe des Zwerchfells. Dieser kräftige Muskel hängt wie eine große Kuppel quer in unserem Körper und ist an Rippen, dem Bauchfell und Rücken befestigt. Zieht sich das Zwerchfell zusammen, so verschwindet die Wölbung nach oben, und das Zwerchfell flacht ab.

Dadurch entsteht ein Vakuum im Brustkorb: Die Lunge wird durch den Sog nach unten gezogen und füllt sich mit Luft. Da dies in Längsrichtung (nach unten) erfolgt, werden auch die schwer erreichbaren unteren Bereiche der Lungenflügel belüftet. Wenn nun das Zwerchfell nicht nur im vorderen Bereich, sondern auch seitlich und hinten nach unten kommen kann, wird eine komplexe Atmung in allen Lungenbereichen erzeugt: Taille und Rücken dehnen sich ebenfalls bei der Einatmung aus. So lässt sich eine optimale, umfassende Atmung erreichen.

Falls zu lange nur mit der Brust geatmet worden ist, kann es jedoch zu Verklebungen des Zwerchfells kommen. Diese Verklebungen können so stark sein, dass sie ein Senken der Zwerchfellkuppel partiell oder sogar vollständig verhindern; bei dem Versuch, tief zu atmen, können dann Schmerzen auftreten. Hier bedarf es einer gewissen Disziplin und Übung, um durch sanftes Hinatmen an die eigenen Grenzen langsam wieder eine Erweiterung der Atembewegung des Zwerchfells herbeizuführen.

In den meisten Fällen gestaltet sich das spontane tiefe Atmen einfach deshalb schwierig, weil das »angeborene« Wissen um die richtige Methode und das Gefühl für das richtige Atmen verloren gegangen ist. Diese verschütteten Zugänge wieder freizulegen ist jedoch relativ einfach. Dennoch ist die Voraussetzung für eine permanent angewandte umfassende Bauchatmung wachsame Selbstbeobachtung und geduldiges Training.

Die Vorteile der umfassenden Atmung

Die Lunge wird, wie bereits erwähnt, durch die tiefe Bauchatmung in allen Bereichen belüftet. Bei einer reinen Brustatmung hingegen ziehen die Muskeln den Brustkorb horizontal auseinander, und quer entsteht ein Vakuum. Dadurch wird bei jedem Einatmen Druck auf das Herz ausgeübt, das relativ eng an der Lunge in einer Aussparung des linken Lungenflügels liegt. In dieser Phase wird die Versorgung des Herzmuskels mit Blut, Sauerstoff und Nährstoffen behindert. Zusätzlich verursacht die Einatmung eine Zunahme des Drucks im Brustkorbbereich, sodass sich das zurückfließende venöse Blut bis in die unteren Bereiche zurückstaut.

Die Zwerchfellatmung hingegen erzeugt einen Druck im Bauchbereich, der das venöse Blut zum Herzen hin befördert. Zudem entsteht bei der

Ausatmung ein Vakuum im Bauchbereich, das den Rückfluss des Blutes ebenfalls unterstützt. Beides führt zu einer wichtigen Entlastung des Herzens.

Alle inneren Organe bewegen sich (wenn auch minimal); diese Bewegungen unterstützen ihre eigene Funktionsweise. Ganz besonders zu nennen sind hier die Nieren: Sie sind in Bindegewebsschläuchen aufgehängt und können bei jedem Atemzug nach unten und wieder nach oben gleiten. Jedes Mal, wenn sich nun das Zwerchfell bei der Einatmung anspannt, senkt sich die Kuppel nach unten; die Nieren und alle benachbarten Organe werden dabei massiert. Unter optimalen Bedingungen – also bei Zwerchfellbewegungen im Rücken und optimaler Körperhaltung – können sie so an einem Tag bis zu 600 Meter zurücklegen. Der Schluss liegt nahe, dass diese ständige Massage und Bewegung die Funktionsfähigkeit und den Gesundheitszustand der Organe stark fördert.

Unter energetischen Gesichtspunkten führt die umfassende Bauchatmung zu einem vermehrten Chi-Fluss. Je ungehinderter dieser Fluss ist, desto stärker sind die Selbstheilungskräfte und mit ihnen wächst auch das Wohlbefinden. Die traditionelle chinesische Medizin etwa sieht ihren Schwerpunkt in der Beseitigung von Energieblockaden und der Wiederherstellung des ungehinderten, harmonischen Energieflusses.

Entgiftung

Im taoistischen Gesundheitssystem kommt der Lunge besondere Bedeutung bei der Energiegewinnung zu: Sie ist in der Lage, den Körper mit neuem Chi zu versorgen und ihn bis zu 70 Prozent zu entgiften. Neben Kohlenhydraten benötigt der Körper Sauerstoff, um die Nahrung aufzuspalten und sie so als Energiequelle für Bewegung und Wärme nutzen zu können.

Bei der Verbrennung der Kohlenhydratmoleküle in den Zellen entsteht als Abfallprodukt Kohlendioxid, das, wenn es optimal ausgeatmet wird, den Sauerstofftransport zu den Zellen nicht belastet. Je weniger Kohlendioxid und je mehr Sauerstoff das Blut enthält, desto geringer ist die Gefahr einer Übersäuerung. Der PH-Wert liegt dann im neutralen Bereich, nachweisbar im Urin und Speichel über Teststreifen. Im Falle einer Übersäuerung sind die Muskeln nicht mehr leistungsfähig, die Entschlackungsleistung der Zellen wird deutlich herabgesetzt. Das bedeutet, dass die Säuren im Körper verbleiben und die Funktionsfähigkeit der Organe mindern.

In der chinesischen Medizin gehören Lunge, Dickdarm und Haut zu einem Regelkreislauf, und was die Lunge nicht entgiften kann, muss der Dickdarm beseitigen. Ist dieser wiederum aufgrund fehlerhafter Ernährung und Verschleimung dazu nicht mehr in der Lage, so zeigen sich Entgiftungsreaktionen auf der Haut. Umgekehrt können auch alle Hautprobleme durch die tiefe Bauchatmung positiv beeinflusst werden. Man sollte daher über jede Reaktion der Haut froh sein, denn das bedeutet, dass die letzte Stufe der Ausscheidung noch funktioniert und die Giftstoffe aus dem Körper treibt.

Effekt auf den Rücken

Das Zwerchfell ist an drei Stellen festgewachsen und wird danach in Rippenteil, Lendenteil und Brustbeinteil eingeteilt. Seine Befestigung an der Lendenwirbelsäule ermöglicht bei bestimmten Chi-Moving-Übungen eine erhöhte Kraftleistung. Eine Aufrichtung des Rückens wird durch das Lösen von Verspannungen im Rippen- und Brustbeinbereich erreicht, die Wirbelsäule erhält mehr Bewegungsspielraum nach hinten, da der muskuläre Zug in eine Hohlkreuzposition dadurch deutlich gemindert wird.

Der durch die Bauchatmung entstehende Druck bei der Einatmung funktioniert wie eine schützende Hydraulik, da die dabei entstehenden Kräfte die Wirbelsäule rundherum stützen. Durch spezielle Übungen kann der Druck direkt in den Lendenwirbelbereich gelenkt werden.

Entspannen und Entstressen

Das autonome Nervensystem besteht aus Sympathikus und Parasympathikus. Beide stellen als Gegenspieler ein Gleichgewicht her, wobei der Sympathikus die Aktivität steuert und der Parasympathikus Ruhe und Entspannung. Der Vagus, ein Hirnnerv, ist der Hauptnerv des parasympathischen Systems: Bei der tiefen Bauchatmung wird auch er stimuliert, sodass der Körper auf Entspannung umstellt.

Die Schädelplatten sind – obwohl es den Anschein hat – nicht fest miteinander verwachsen, sondern bilden ein pulsierendes System und bewegen sich sechs- bis zwölfmal in der Minute. Die Rückenmarksflüssigkeit (Liquor), die zwischen dem Gehirn, dem Rückenmark und den Hirn- und Rückenmarkshäuten fließt, ist lebenswichtig für den Organismus, denn sie hat Schutz-, Nähr- und Reinigungsfunktion. Dass sie ungehindert und frei fließen kann, ist unter anderem abhängig von der entspannten Dura Mater, der harten Hirn- und Rückenmarkshaut. Die Volumensschwankungen der Rückenmarksflüssigkeit verursachen das Pulsieren der Schädelplatten und geben Bewegungsimpulse durch den ganzen Körper.

Dieses Pulsieren erreicht auch die tiefen Bindegewebsschichten, die durch den ganzen Körper ziehen. Einige dienen zur Aufhängung der inneren Organe, andere stabilisieren die Haltung. Sie werden durch die umfassende Bauchatmung und spezielle Chi-Moving-Bewegungen von Spannungen befreit, was sich wiederum positiv auf die Dura Mater auswirkt. Der dadurch verbesserte Liquorfluss sorgt für eine gute Versorgung des Rückenmarks, der Wirbel und Bandscheiben.

Übungen für eine ganzheitliche tiefe Atmung

Rückkehr zur Bauchatmung

Die einfachste Position, in der Sie die Bauchatmung für sich wieder entdecken können, ist das Liegen auf dem Rücken; die Hände liegen dabei auf Nabelhöhe auf dem Bauch auf.

Beim Einatmen wölbt sich der Bauch groß und rund nach oben, beim Ausatmen wird er wieder flach; die Einatmung erfolgt aktiv, die Ausatmung findet passiv statt. Die Hände kontrollieren und spüren das Auf und Ab des Bauches.

Gelingt diese äußere Bewegung ohne Mühe, so kann man sich den Energievorgängen zuwenden. Stellen Sie sich vor, dass mit der Einatmung Chi in den Körper fließt und mit der Ausatmung dieses Chi tief in die Bauchhöhle geatmet wird. Das Bild, dass sich im Bauch ein kleiner Ofen befindet, in dem die Kohlen gerade noch glühen und in den man mit der Ausatmung hineinbläst, hilft, die Energie im Dan Tien zu bündeln. Die Vorstellung der aufleuchtenden Kohlen und der sich entwickelnden Wärme verdichtet das Chi im Energieball (Dan Tien). So wird jeder Atemzug zu einem Energiegewinn für den Körper.

Diese Übung kann im Liegen, Sitzen, Stehen und in Bewegung geübt werden.

Zwerchfellentstressung (Partnerübung)

Sie liegen auf dem Rücken; Ihr Partner legt Ihnen die Hand auf den Nabelbereich und spürt, zunächst ohne Druck, den Atembewegungen nach. Sind diese optimal, so verstärkt der Partner den Druck der Hand beim Einatmen und lässt locker beim Ausatmen.

Sie müssen nun gegen den Widerstand der Hand einatmen: Das wirkt entstressend und kräftigend auf das Zwerchfell.

Umfassende Atmung

Die folgenden Übungen zur Bauch-, Taillen- und Nierenatmung sind als Partnerübungen beschrieben, können aber auch allein durchgeführt werden.

Bauchatmung (Abbildung 1–2)
Sie stehen Ihrem Partner gegenüber, der Ihnen die Fingerspitzen des Zeige- bis kleinen Fingers ungefähr vier Zentimeter unterhalb des Nabels auf den Bauch legt und sie nach innen drückt. Sie ziehen dabei den Beckenboden zusammen, indem Sie die Muskeln aktivieren, die den Harndrang regulieren.

Nun atmen Sie tief in den Bauch ein und drücken dadurch die Finger des Partners nach außen. Dabei entsteht das Gefühl, als würde ein Ball im Bauch aufgepumpt werden. Beim Ausatmen lösen Sie die Spannung und lassen die Finger des Partners wieder nach innen sinken.

Dieser Atemvorgang wird einige Male wiederholt.

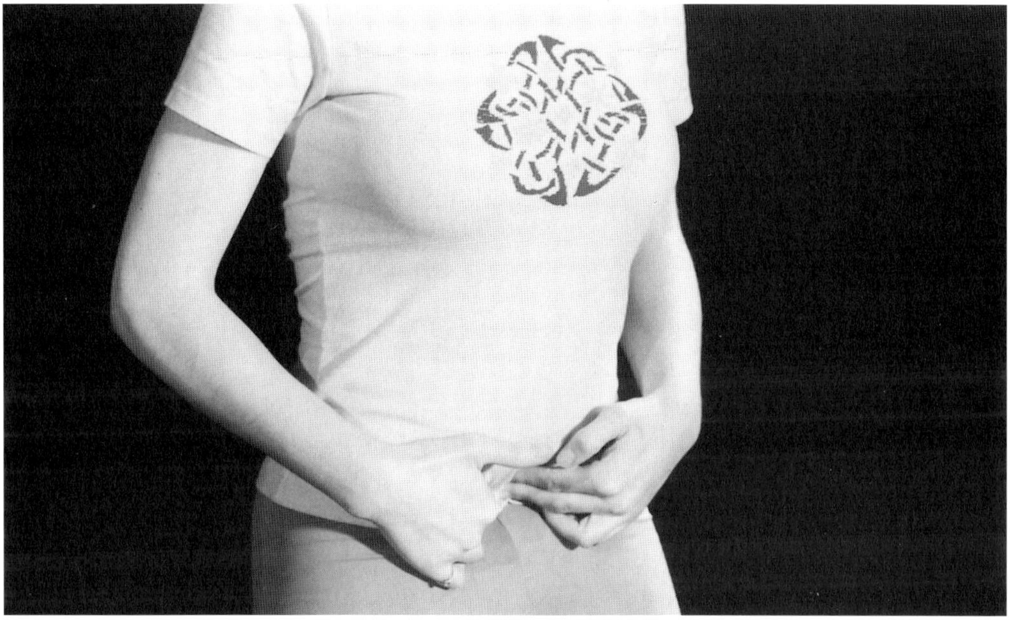

1. Beim Ausatmen pressen die Finger in den Bauch.

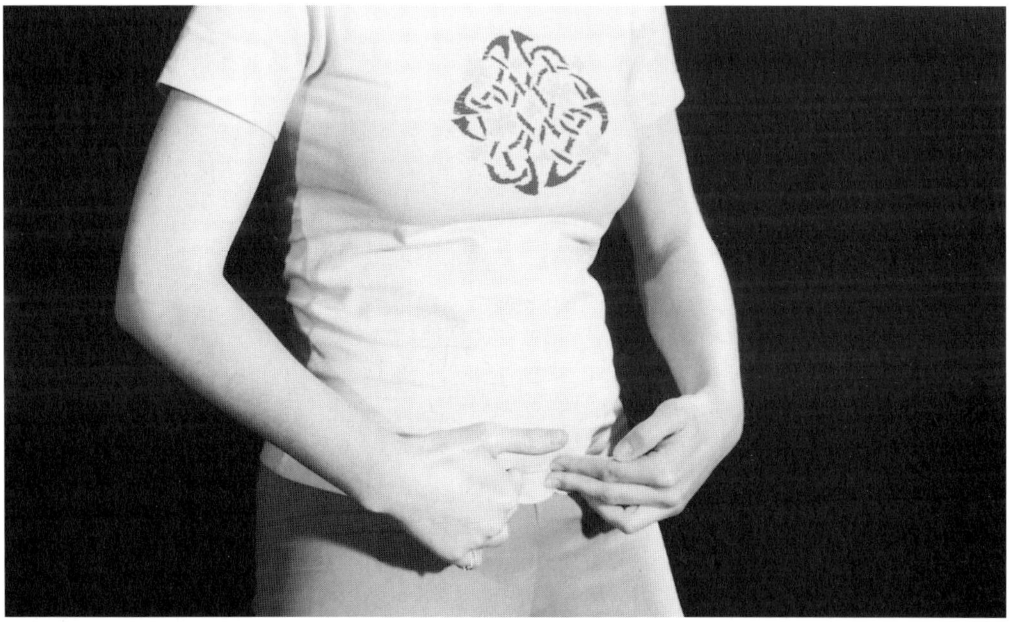

2. Durch die Absenkung des Zwerchfells beim Einatmen wölbt sich der Bauch, und die Finger werden nach außen gedrückt.

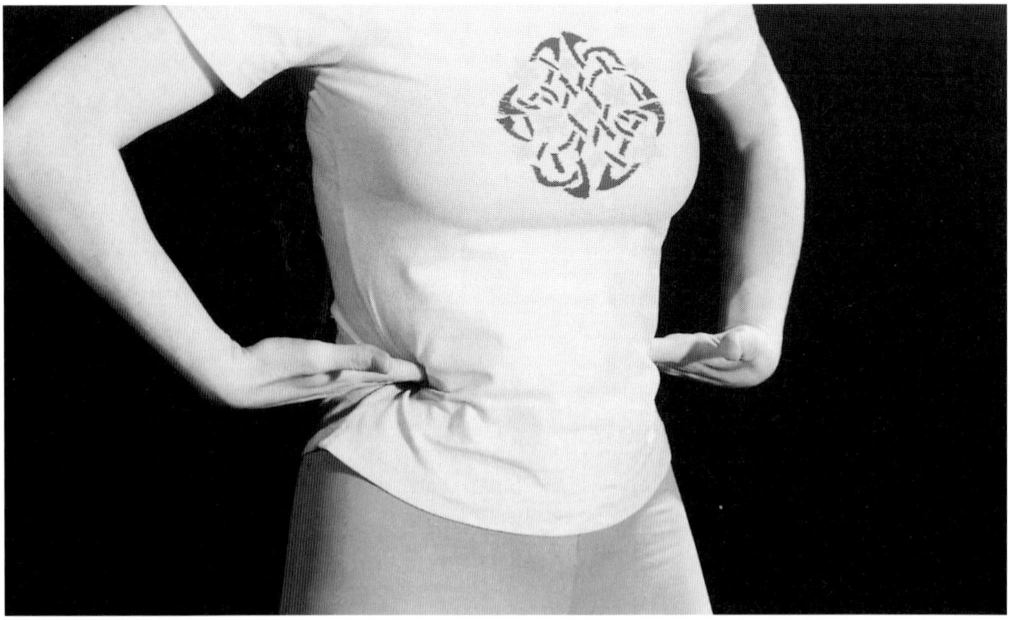

3. Der Druck der Finger wird unter den Rippen angesetzt.

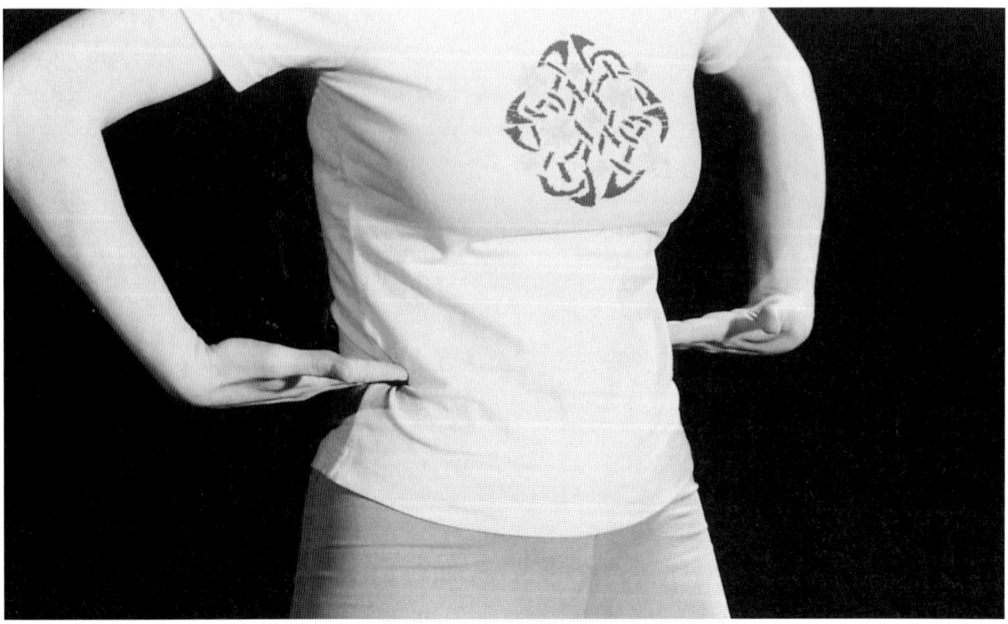

4. Mit der Einatmung wird die Taille herausgedrückt.

Taillenatmung (Abbildung 3–4)

Jetzt legt der Partner Ihnen die Handkanten in die Taille und drückt unter den Rippen und über der Hüfte nach innen. Um nun die Taille wieder »herausatmen« zu können, darf der Bauch nicht mehr (wie oben) nach vorn ausweichen; beim Einatmen muss deshalb die Bauchmuskulatur angespannt werden. Der Druck, der durch das Absenken des Zwerchfells dabei entsteht, muss jetzt an eine andere Stelle ausweichen, zur Taille hin. Diese bewegt sich bei der Einatmung deutlich nach außen und schiebt die angedrückten Handkanten wieder nach außen.

Hilfreich, wenn es nicht gleich klappen will, ist es, zu lachen oder zu husten: Hier spürt jeder deutlich die Bewegung. Durch die Taillenatmung werden besonders die neuralgischen Punkte der Dickdarmschlingen, rechts und links unterhalb des Rippenbogens, bewegt und massiert. Alte Ablagerungen lösen sich, und die Entschlackung wird angeregt.

Nierenatmung (Abbildung 5–6)

Ihr Partner stellt sich hinter Sie und drückt beide Daumen seitlich unter Ihre langen Rückenstreckermuskeln Richtung Nieren. Da dieser Körperbereich sehr empfindlich auf Druck reagiert, darf nur sehr vorsichtig gepresst werden.

Um die Daumen nach außen zu atmen, spannen Sie nun die Bauch- und Beckenbodenmuskulatur an, runden die Lendenwirbelsäule ein wenig nach hinten und atmen ein. Es entsteht eine deutliche Bewegung rechts und links der Wirbelsäule: als ob sich zwei Luftkammern entlang der Wirbelsäule langsam füllen würden.

Bei diesem Atemvorgang können die Nieren maximal bewegt werden; die Wirbelsäule wird über den zunehmenden Druck von außen stabilisiert.

Umfassende Atmung

Bei der umfassenden Atmung werden die Bauch-, Taillen- und Nierenatmung gleichzeitig durchgeführt. Der Bauch hebt sich allerdings dabei nur minimal, die Druckerzeugung im Unterbauch erfolgt gleichmäßig.

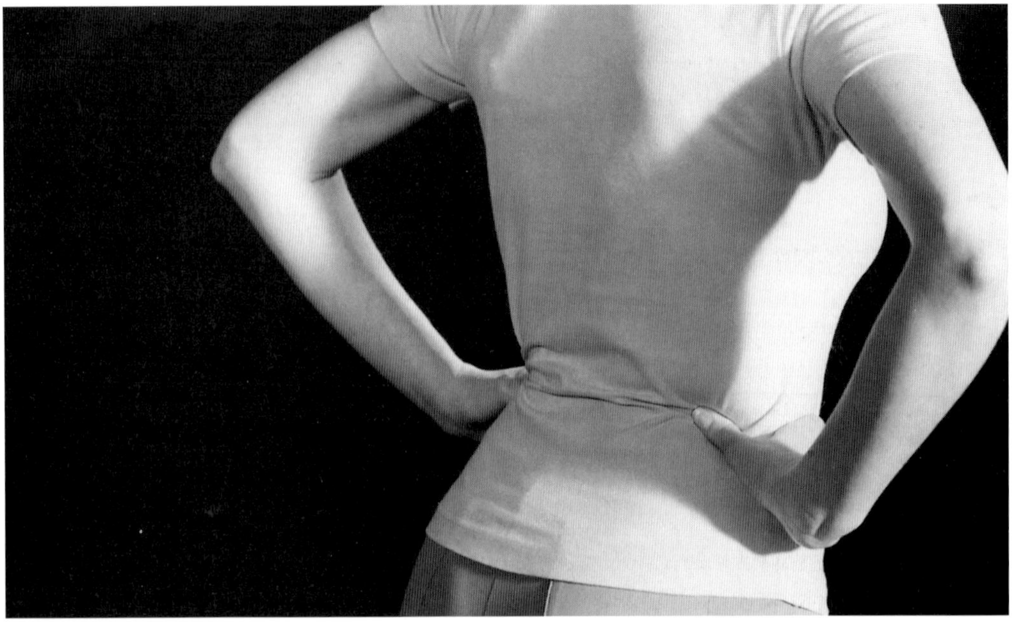

5. Die Daumen werden seitlich neben den großen Rückenmuskeln platziert.

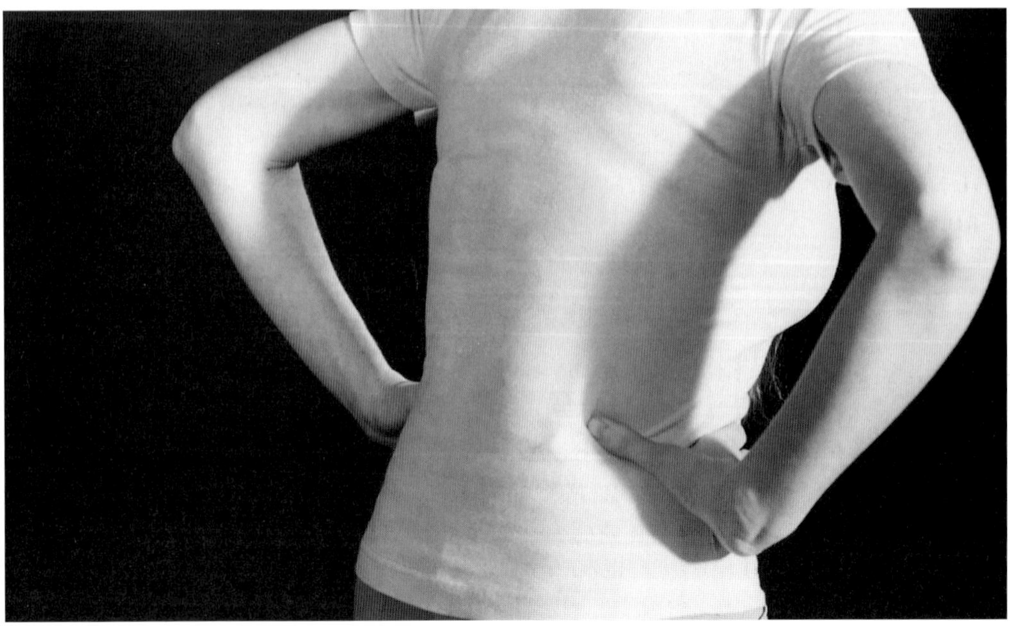

6. Beim Einatmen rundet sich die Lendenwirbelsäule, der Druck schiebt die Daumen nach außen.

Durch diese Atemtechnik ist es möglich, Bindegewebsstrukturen, Faszien und Muskeln zu dehnen, an die man mit den »normalen« Körperbewegungen nicht herankommt. Die Verdauung wird durch diese intensive innere Bewegung stark gefördert.

Chi ins Gewebe speichern

Mit der umfassenden Atmung lässt sich Chi im Gewebe, besonders im Bindegewebe, speichern. Beim Einatmen wird der Druck wie oben beschrieben aufgebaut.

Dann halten Sie die Luft an und verstärken den Druck durch das Zwerchfell und das Anspannen aller Muskeln rund um den Bauch herum – bitte aber in Maßen und ohne Gewaltanwendung! Der Geist ruht dabei ganz verdichtet und zentriert im Unterbauch.

Durch langsames Ausatmen lösen Sie den Druck und beobachten weiterhin die inneren Vorgänge. Diese Atemtechnik wird einige Male wiederholt.

Achtung: Diese Übung ist nicht für Personen geeignet, die schlaganfallgefährdet sind oder unter Bluthochdruck, hohem Augendruck, Netzhautablösungen oder sonstigen Beschwerden leiden, bei denen man Druck vermeiden sollte. Bitte sprechen Sie sich mit Ihrem Arzt ab.

Die optimale Körperhaltung

Die optimale Körperhaltung wird durch verschiedene Faktoren bestimmt. Ein Indiz für die ökonomischste Haltung ist, dass der Körper und seine Gelenkstellungen zur Erdanziehungskraft optimal ausgerichtet sind: Sind also die Gelenke so positioniert, dass die Erdanziehungskraft eine geringe Angriffsfläche hat, so braucht der Mensch relativ wenig Energie, um sich aufrecht zu halten. Das bedeutet in der Praxis vor allem eine aufgerichtete Wirbelsäule und eine gerade Kopfhaltung. Die lotrechte Haltung bietet dem Körper die größte Entspannungsmöglichkeit, da sich dabei Knochen, Muskeln und Bindegewebe fast wie »von selbst« tragen.

Die optimale Haltung kann jedoch auch energetisch nachgewiesen werden: Stimmen die Winkelstellungen der Gelenke, dann fließt deutlich mehr Energie durch die Energiebahnen. Das funktioniert etwa so, wie wenn man eine Satellitenschüssel präzise auf den Satellitenstrahl ausrichtet – der Empfang wird deutlich besser. Genauso funktioniert auch das Zusammenspiel von Körper, Haltung und Naturkräften. Die optimalen Winkelstellungen bewirken aber auch, dass der Körper viel Druck ableiten kann.

Wer sich dennoch unsicher ist, ob er die richtige Haltung eingenommen hat, kann dies ganz leicht überprüfen.

Der Haltungstest

Für den Test brauchen Sie wieder einen Partner. Durch den Druck, den dieser in die Körperstruktur gibt, werden Schwachpunkte sichtbar: Der Partner kann Sie über diese Stellen leicht »entwurzeln« und zur Seite schieben. Liegen Fehlstellungen vor, so spüren Sie ganz deutlich, dass Sie nur durch großen Kraftaufwand die Position halten können. Bei einer optimalen Gelenkstellung jedoch können Sie die auf Sie durch den Partner einwirkenden Kräfte mühelos ableiten, fast ohne Anstrengung.

Je besser Sie Kräfte ableiten können, desto mehr Kraft können Sie auch umgekehrt abgeben. Genauso verhält es sich mit der Energie, denn je offener die Meridiane sind, desto mehr Energie können Sie aufnehmen. Mit Hilfe des Tests können Sie die für Ihren Körper optimalen Gelenkstellungen und Positionen eindeutig herausfinden.

Testen Sie aber unbedingt immer beide Körperseiten, da oft gravierende Unterschiede zwischen links und rechts vorhanden sind. Es ist gar nicht so wichtig, viel Druck auszuüben, da auch bei leichtem Druck spürbar ist, ob die Kraft ohne Reibungsverluste durch den Körper fließt: Wenn der Partner Sie drückt, fühlt es sich für ihn an, als ob er gegen eine Stange drücken würde. Greifen Sie jedoch eher auf Muskelkraft als auf die optimale Struktur zurück, so hat der Partner die Empfindung, als würde er gegen ein festes, gummiartiges Material drücken.

Gleichgültig, auf welcher Körperstelle man mit dem Druck ansetzt, er sollte ohne Widerstände durch den Körper in die Ferse abgeleitet werden können.

Die Füße als Körperbasis

Die Füße sind die Basis der Körperhaltung. Stimmt die Fußstellung nicht und liegen Fehlhaltungen vor, so wird das ganze Gefüge diesen Mangel kompensieren und Spannungen aufbauen, die schließlich in Verspannungen oder Gelenkproblemen enden.

Stimmt also das Fundament nicht, so kommt das ganze Gefüge ins Wanken. Oft treten Probleme dabei nicht direkt am Fuß auf, sondern in anderen Gelenken – bis hinauf zur Halswirbelsäule. Schuhe, die den Fuß ständig stützen, tragen dazu bei, dass die fußeigene Muskulatur verkümmert und ihre Aufgabe nicht mehr korrekt ausführen kann. Daher ist häufiges Barfußgehen so wichtig und empfehlenswert, ebenso wie gezielte Übungen für die Füße. Bei allen Übungen sollten Sie idealerweise keine Schuhe und Socken tragen; wenn Sie aber leicht frieren, können Sie die Socken natürlich anbehalten: Es kommt nur auf die Bewegungsfreiheit der Zehen an.

Betrachten Sie einmal Ihre Füße und machen Sie eine Bestandsaufnahme: Zeigen die Zehen nach außen, ist das Längs- und Quergewölbe nicht mehr vorhanden oder knicken Sie im Sprunggelenk nach innen ein? Wenn derartige Fehlstellungen auftreten, können sie durch eine gezielte Spiralbewegung, die so genannte »Verwurzelung«, reguliert werden.

Die Verwurzelung

Die taoistischen Weisen haben sich die Möglichkeit, mehr Stabilität zu erhalten, von der Natur abgeschaut: Keine Baumwurzel gräbt sich gerade in die Erde, vielmehr schraubt sie sich in die Tiefe; auch der Baumstamm wächst gedreht: Oftmals lässt sich eine Verdrehung von bis zu 180 Grad am Stamm erkennen.

Auch der menschliche Oberschenkelknochen hat diese verdrehte Spiralform, die zur Stabilität des Knochens beiträgt. Diese Verwurzelung wird im Taoismus in vielen Bewegungen eingesetzt, um eine große innere Kraft durch minimalen Muskelaufwand zu erzeugen.

Der Reiterstand (Abbildung 7)

Diese Körperstellung ist die Grundhaltung für das Chi-Moving. Es handelt sich dabei um eine Position aus dem Qi Gong, durch die ein starker Energiefluss im Stehen erzeugt werden kann. Die Gelenkstellungen werden so optimiert, dass ein elastischer, Energie durchlässiger und gleichzeitig kraftvoller Stand möglich ist.

Die Position wird in Einzelschritten von unten nach oben aufgebaut: Wie beim Bau eines Hauses ist ein gutes Fundament die Bedingung für weitere Stockwerke.

Die Füße (Abbildung 8)

Die Füße stehen schulterbreit auseinander und sind parallel nach vorn gerichtet. Das Gewicht ruht auf den Fersen: Die Fersen stellen die größten Knochen am Fuß und sind dazu geeignet, das Körpergewicht und die Bewegungsbelastung aufzunehmen, ohne Schaden zu leiden.

Spreizen Sie die Zehen, sodass jeder Zeh genügend Platz hat, um seiner Stabilitäts- und Balancefunktion nachzukommen. In dieser Position ist auch der Energiefluss optimal, denn in den Zehen befinden sich wichtige End- beziehungsweise Anfangspunkte der Energiebahnen.

Liegestütze mit den Zehen und Verwurzelung im Fuß (Abbildung 9)

Jetzt beginnen Sie den großen und den kleinen Zeh verstärkt gegen den Boden zu pressen. Es entsteht dabei das Gefühl, als würden Sie Liegestütze mit den Zehen machen. Durch diese Anspannung wird das Quergewölbe, das sich eigentlich zwischen den Grundgelenken des großen und des kleinen Zehs spannen sollte, wieder aufgebaut: Dieses Quergewölbe ist aufgrund der heute üblichen Fehlbelastung auf dem Mittel- und Vorderfuß im Laufe der Zeit »eingebrochen«.

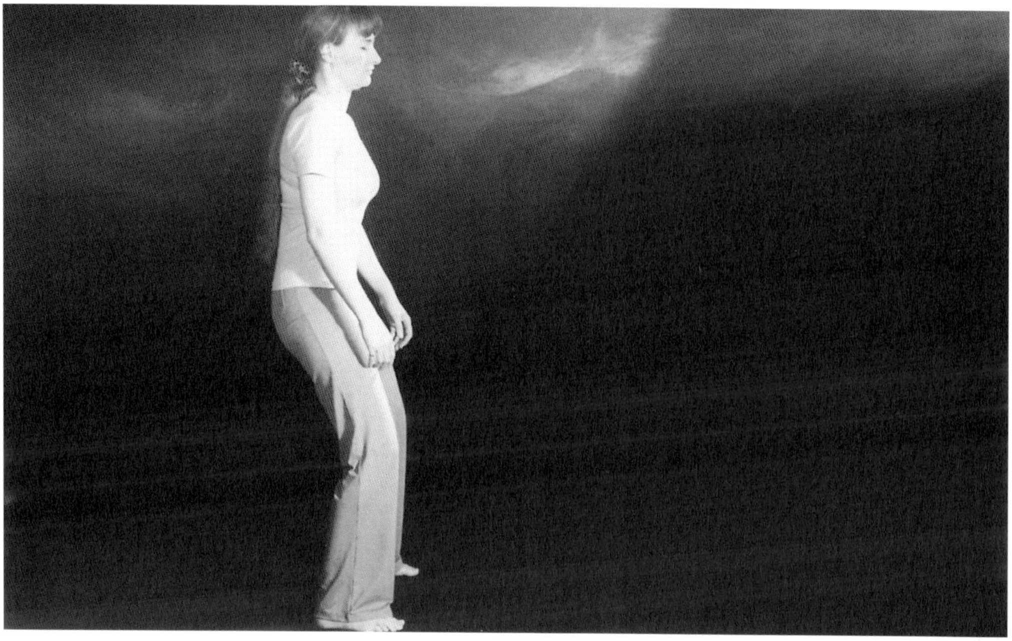

7. Der Reiterstand

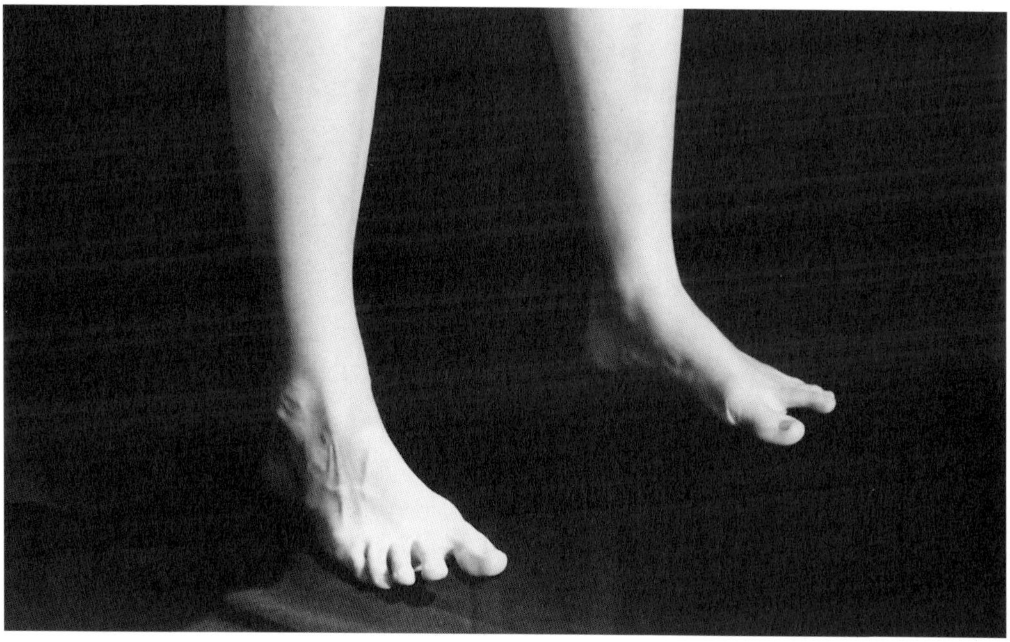

8. Die Zehen werden gespreizt und gestreckt auf den Boden gedrückt.

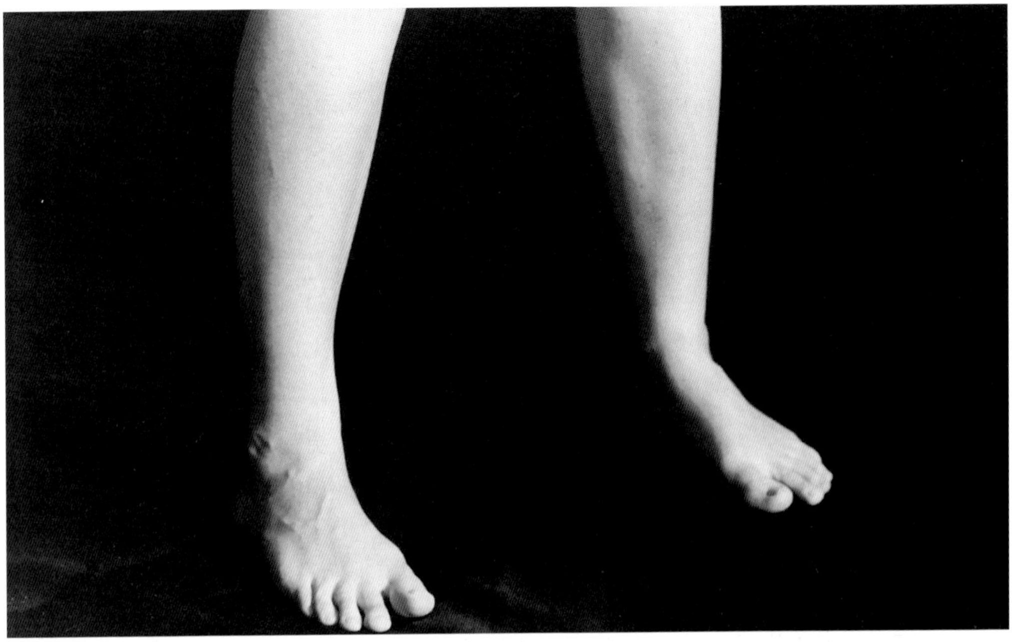

9a. Fehlhaltung: Die Füße knicken nach innen, das Längsgewölbe bricht ein.

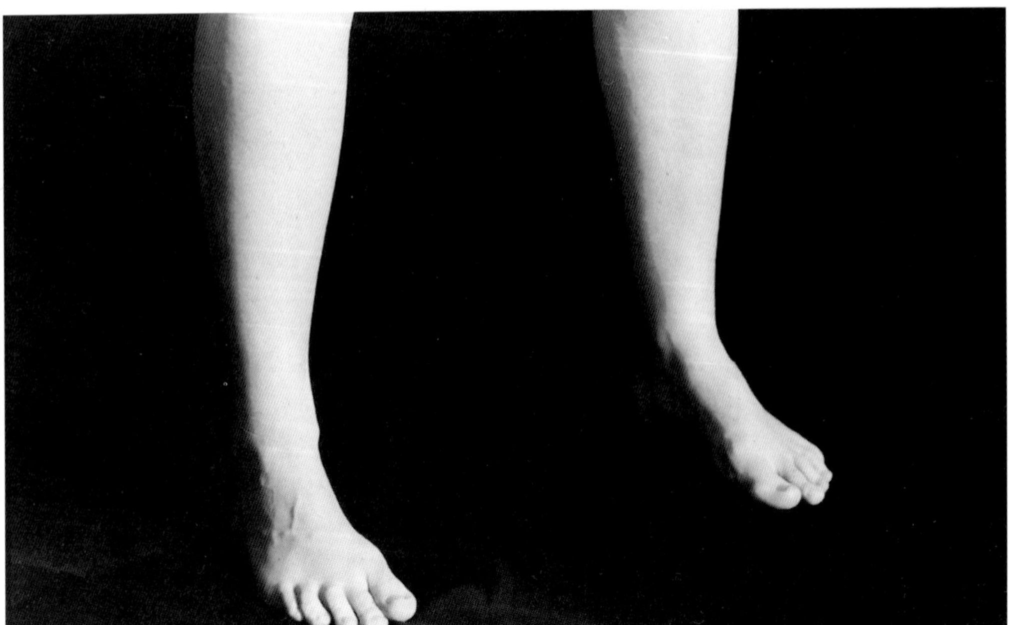

9b. Die Füße sind verschraubt, das Längsgewölbe ist wieder da.

Nach der Fußreflexzonentherapie ist dieser Bereich Schulter und Nacken zuzuordnen. Wenn Sie an der Aufrichtung des Quergewölbes arbeiten, erreichen Sie daher gleichzeitig auch eine Entlastung im Schulterbereich.

Zusätzlich beginnen Sie nun, die leicht gebeugten Beine um sich selbst »zu schrauben«. Sie drehen dabei die Sprunggelenke jeweils nach vorn/außen und hinten/innen. Es entsteht das Gefühl, dass die Fersen nach innen zueinander hin gezogen werden, jedoch bleibt die Fußposition unverändert.

Durch diese statische Anspannung hebt sich das Längsgewölbe des Fußes, das sich vom großen Zeh bis zur Ferse erstreckt. Die Verwurzelung wirkt bis hinauf in die Hüftgelenke und drückt den Oberschenkelkopf zurück in die Hüftpfanne.

Ob Ihre Füße die richtige Position einnehmen, überprüfen Sie folgendermaßen:

Sie stehen im Reiterstand, während Ihr Partner eine Handfläche außen auf Ihr Sprunggelenk legt. Er gibt leichten Druck nach innen, als wolle er das Fußgewölbe wieder eindrücken. Jetzt beginnen Sie mit der Liegestütze der Zehen und der Verwurzelung; wenn Sie es richtig machen, werden Sie bemerken, dass Sie mit recht geringem Aufwand dem Druck widerstehen können: Die einwirkende Kraft wird spiralförmig in die Ferse und in die Erde abgeleitet, denn der Fuß nimmt dank »Verschraubung« und Stabilität der Zehen eine optimale Position ein.

Sicherung des Knies

Sehr wichtig ist, dass bei der Verwurzelung der Ballen des großen Zehs weiterhin fest auf den Boden drückt. Dieser Druck sorgt dafür, dass sich das Knie nicht zu weit nach außen bewegen kann; der Druck des kleinen Zehs verhindert wiederum eine Fehlstellung des Knies nach innen.

Somit befindet sich das Knie in der optimalen Position, senkrecht über dem Fußspann fixiert. Man sieht eine deutliche Drehung des Sprunggelenkes Richtung innen vorn beziehungsweise außen rückwärts. Durch dieses Verschrauben gewinnen Sie sofort das Gefühl, fester zu stehen und mit dem Boden verwurzelt zu sein. Die Rotation der Beine bewirkt, dass

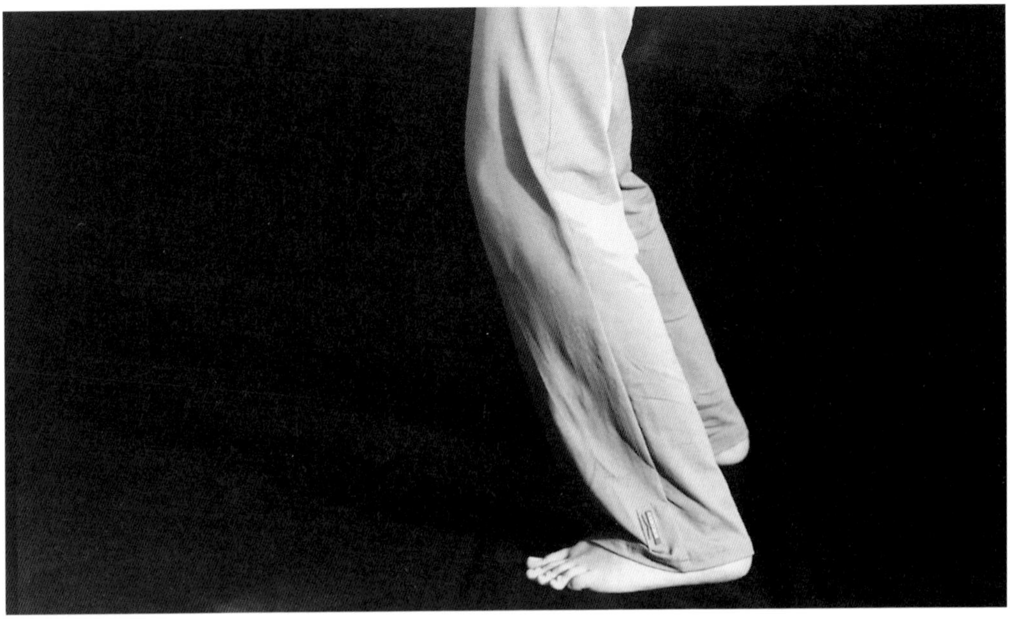

10a. Fehlhaltung: Die Knie sind nach vorn geschoben, das Gewicht des Oberkörpers lastet auf Knie und Vorderfuß.

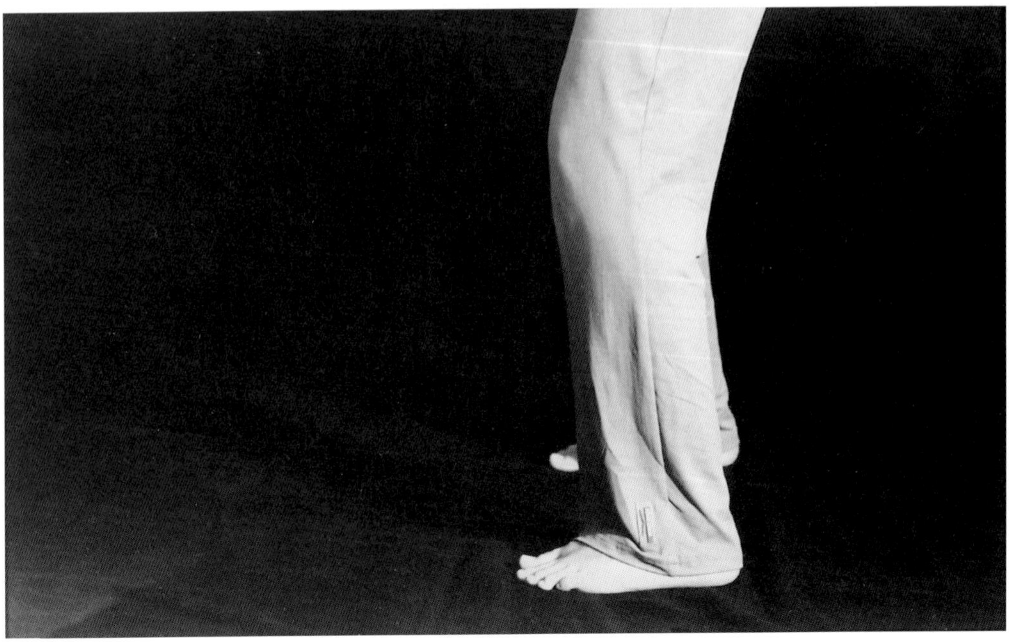

10b. Optimale Kniebeugung: Das Gewicht ruht auf der Ferse.

vorhandene Fehlstellungen aufgelöst werden. So führt ein eingesunkenes Fußlängsgewölbe zu einer Überdehnung im Innenband und einer Verkürzung des Außenbandes im Knie.

Die Übung ist so zu dosieren, dass man oft, aber nicht extrem in diese Position geht, da sich die Bandstrukturen erst wieder an die korrekte Stellung gewöhnen müssen und Sehnen und Bänder längere Zeit brauchen, um sich anzupassen.

Die Knie (Abbildung 10–11)

Die Knie werden aus der Streckung in eine leichte Beugung gebracht. Wenn Sie nach unten blicken, sehen Sie die Knie leicht nach vorn kommen, jedoch sind der Spann und die Zehen noch sichtbar. Aus dieser Position kippen Sie die Hüfte nach hinten unten. Es entsteht eine Kniebeugung, ohne dass die Knie weiter nach vorn ausweichen.

Die Belastung liegt zum größten Teil auf den Fersen; die Zehen sind, von oben betrachtet, noch sichtbar. Durch das oben aufgeführte Verschrauben befinden sich die Knie bei nach vorn ausgerichteten Zehen genau über dem Spann.

Ob Ihre Knie die richtige Position einnehmen, überprüfen Sie folgendermaßen:

Sie stehen im Reiterstand und behalten die Aufrichtung der Füße bei. Knie und Hüftgelenke sind leicht gebeugt, der Oberkörper ist aufrecht. Ihr Partner legt jetzt, ähnlich wie vorhin, seine Handfläche außen auf das Kniegelenk und gibt sanften Druck nach innen. Es ist wichtig, dass der Druck gleichmäßig und ohne Erschütterung erfolgt. Sie beginnen nun unter dem Druck mit der Verschraubung der Beine; dabei rotieren die Knie etwas nach außen. Sie spüren deutlich, wie die Struktur die Kraft abzuleiten beginnt – es ist viel weniger Muskelkraft nötig, um die Knieposition zu halten.

Auch hier wird eine lineare Kraft in eine spiralförmige Kraft umgeformt und in die Erde abgeleitet. Dadurch entsteht im Gegenzug Stabilität.

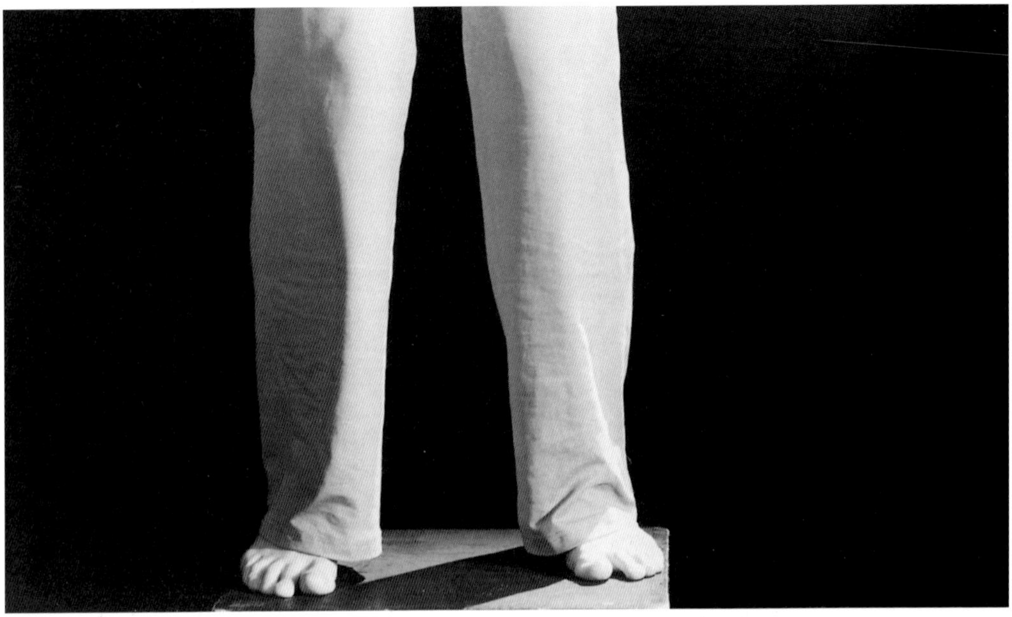

11a. Die Fehlhaltung der Füße hat sich auf die Knie ausgewirkt, diese neigen sich nach innen.

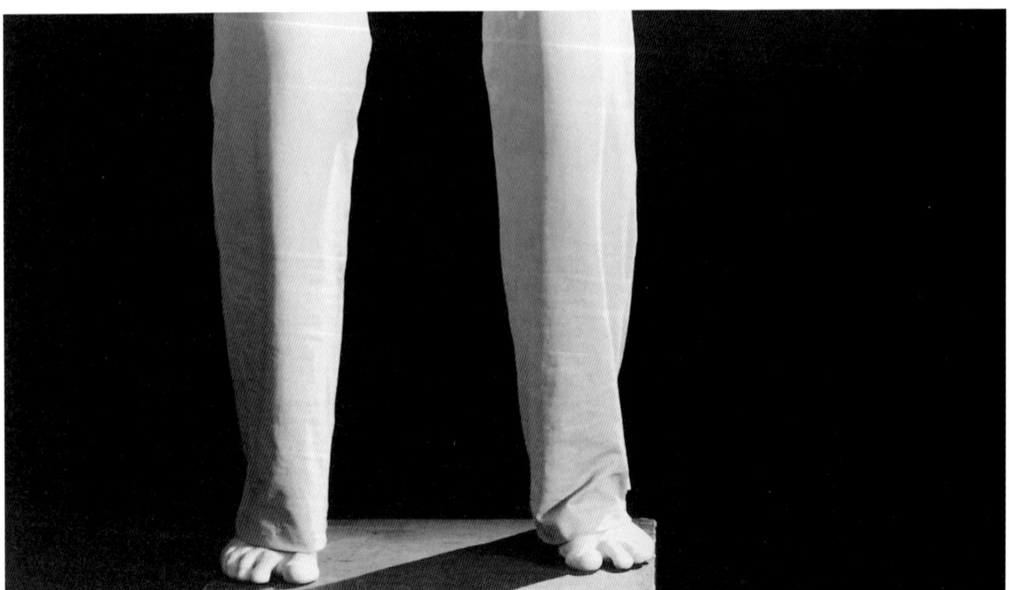

11b. Knie und Spann befinden sich senkrecht übereinander, die Füße sind aufgerichtet und die Beine verschraubt.

Ökonomischer Muskeleinsatz

Das Verschrauben hat noch einen weiteren Vorteil. Wenn man wie gewöhnlich die Knie beugt und dabei die Knie nach vorn über die Zehen schiebt, landet die Belastung im Vorderfuß und im Knie – das Quergewölbe leidet, und die Knie reagieren auf eine derartige Dauerbelastung mit Schmerzen. Belastet man beim Kniebeugen hingegen die Fersen, so verlagert sich das Kontraktionsgefühl in die Oberschenkelvorderseite: Der so genannte Quadrizeps arbeitet.

Mit dem Trick des Verschraubens findet jedoch eine gleichmäßige Verteilung der Belastung auf die gesamte Beinmuskulatur statt: Die Muskeln an Innen- und Außenseiten, am Po und rund um den Unterschenkel kontrahieren nun. Alles hilft mit, die Position zu halten. Das ist viel ökonomischer, da nicht nur eine Muskelgruppe die Hauptarbeit leistet, sondern alle beteiligten Muskeln belastet werden, dafür aber nicht so stark.

So kann diese Stellung sehr lange ermüdungsfrei gehalten werden. Die minimale Belastung führt zudem dazu, dass die Blut- und somit Nährstoffversorgung nicht unterbrochen wird und entsprechend auch die Energie in den Meridianen ungehindert fließen kann.

Die Hüfte (Abbildung 12)

Die Bewegung der Hüfte nach hinten ist der Schlüssel zu einer dauerhaften Verbesserung der Körperstruktur. Sie stehen im Reiterstand und beginnen sich rückwärts mit dem Po voraus abzusetzen, so als würden Sie auf einem unsichtbaren Barhocker Platz nehmen – und zwar vorn auf der Stuhlkante.

Dabei ändert sich der Winkel des Beckens zum Oberkörper nicht. Es findet kein Einrollen des Schambeins nach oben statt und auch kein Herausstrecken des Kreuzbeins ins extreme Hohlkreuz. Durch das rückwärtige Absitzen entstehen in den Leisten »Knicke« nach innen: Der Oberschenkel winkelt sich zum Becken hin ab. Er bildet also nicht dessen Verlängerung, wie es geschieht, wenn das Schambein nach oben vorn gezogen wird; diese Stellung ist eine Schonhaltung, durch die der Körper versucht, das Gewicht des Oberkörpers von den Beinen weg in die Knochen- und Bänderstruktur (Hohlkreuz) abzuleiten.

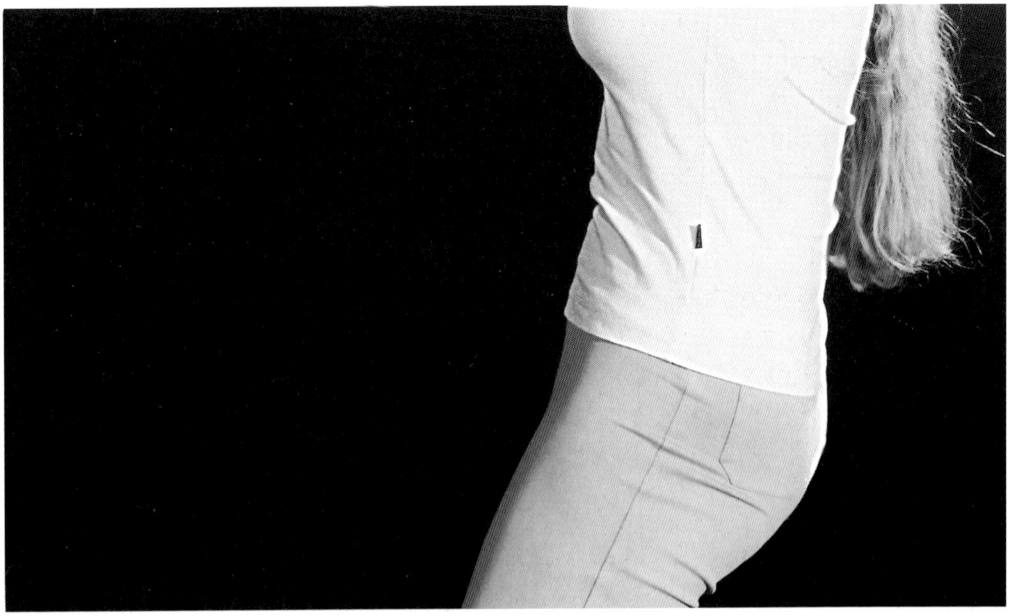

12a. Fehlhaltung: Das Schambein wurde nach oben vorn gezogen, Oberschenkel und Hüfte bilden eine Gerade.

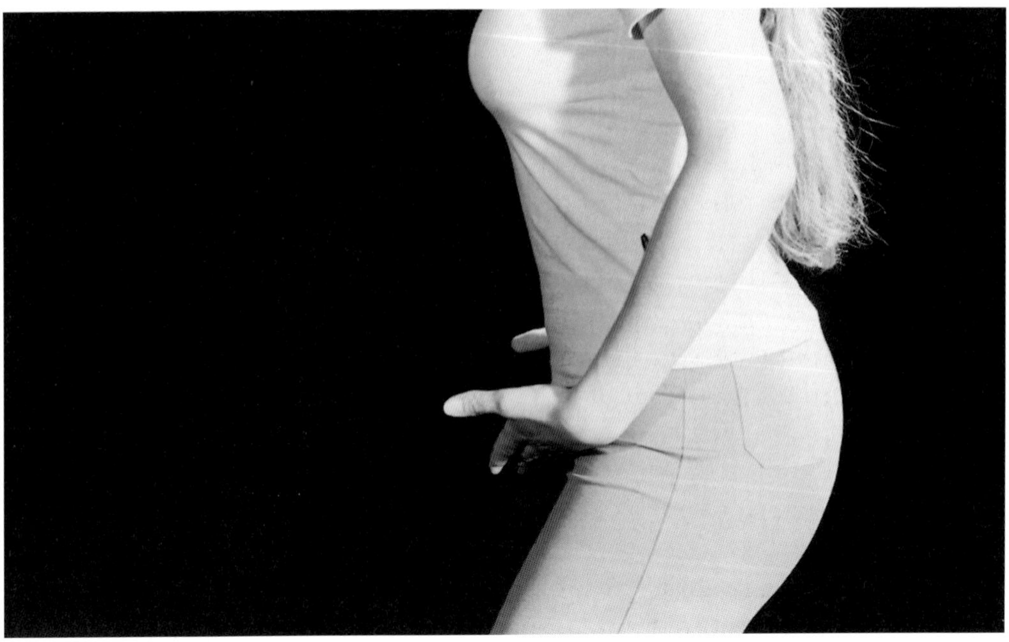

12b. Richtige Beugung: Oberschenkel und Hüfte bilden einen Winkel.

Die Winkelstellung muss ständig nachkorrigiert werden, sonst geht der Körper den gewohnten, bequemen Weg, und Lendenwirbelsäule, verspannte Schultern und Bänder sind buchstäblich die Leidtragenden. Eine dauerhafte Veränderung in Wirbelsäule und Rückenmuskulatur ist nur mit der beschriebenen Winkelstellung der Hüfte möglich.

Ob Ihre Hüfte die richtige Position einnimmt, überprüfen Sie folgendermaßen:

Die Ausgangsstellung ist der Reiterstand. Sie haben Füße und Knie verschraubt, die Knie sind nur leicht aus der gestreckten Position genommen. Ihr Partner kniet vor Ihnen und legt beide Handflächen vorn auf Ihre Knie. Es wird kein Druck ausgeübt – die Hände bilden nur gerade so viel Widerstand, um die Knie am Ausweichen nach vorn zu hindern. Sie beginnen nun, Knie und Hüften zu beugen, als ob Sie sich auf einen unsichtbaren Stuhl setzen wollten. Die Hände des Partners verhindern, dass Sie beim Kniebeugen das Gewicht auf den Vorderfuß verlagern und die Winkelstellung der Hüfte durch Hochziehen des Schambeins verändern.

Die Knie stehen fast lotrecht über den Fußgrundgelenken, werden also niemals bis über die Zehen vorgeschoben. Sind sie aus der vollkommenen Streckung herausgenommen, so bewegen sie sich nicht mehr weiter nach vorn, das Becken muss nach hinten absitzen.

Für den zweiten Test nimmt der Partner wieder seine Position neben Ihnen ein und legt Ihnen seine Handflächen auf die Hüfte. Er gibt einen leichten horizontalen Druck ab, der langsam stärker wird; die Kraft wirkt zur anderen Hüftseite hin. Sie können jetzt durch eine Veränderung der Winkelstellung von Oberschenkel und Hüfte feststellen, in welcher Position Sie am stärksten sind. Der Druck wird jeweils in die Ferse des gegenüberliegenden Beines abgeleitet. In keinem Fall sollte mit Kraft gearbeitet werden – es geht vielmehr darum, bei relativ *entspannten* Muskeln die optimale Struktur zu finden.

Die Lendenwirbelsäule (Abbildung 13–14)

Durch das oben genannte Absenken und Zurücknehmen der Hüfte entsteht oftmals eine Position mit deutlichem Hohlkreuz. Maßgeblich für diese Fehlstellung ist die Hüftbeugemuskulatur. Im Taoismus wird diese

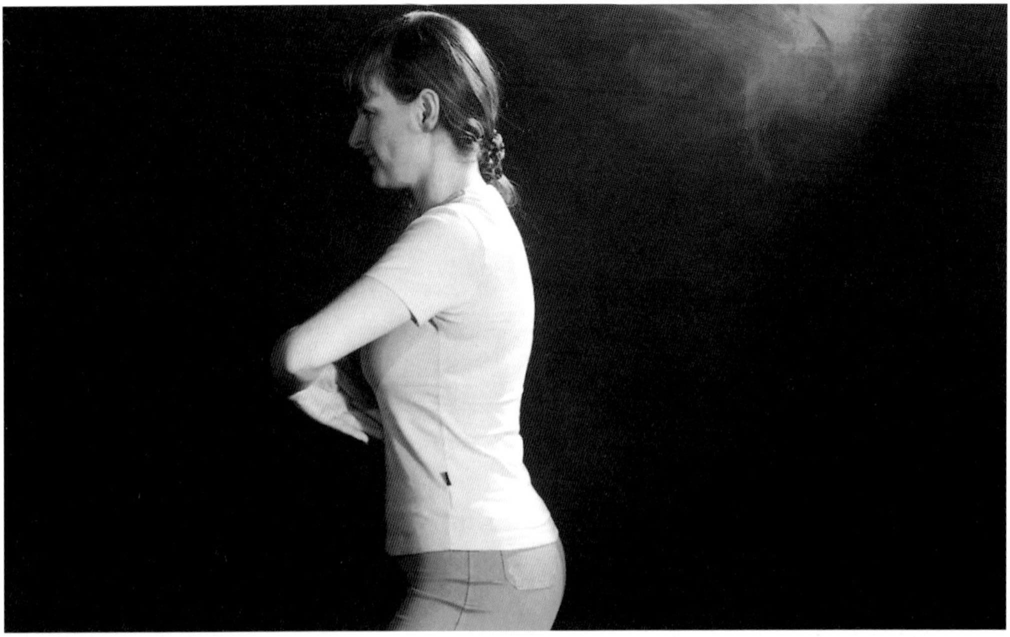

13. Ausgangsposition für die Aufrichtung der Lendenwirbelsäule.

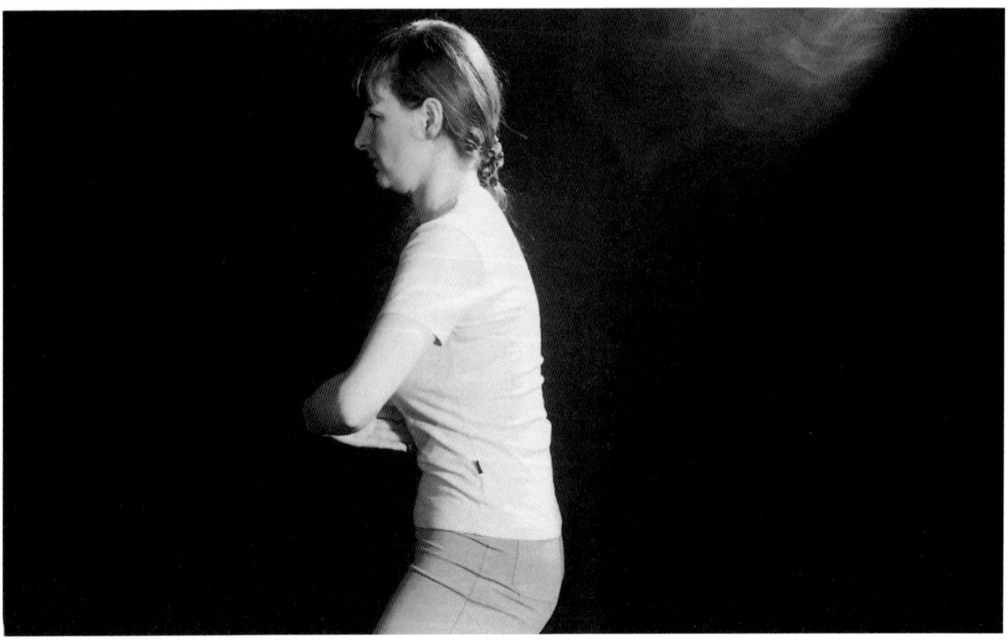

14. Die Aufrichtung wird erst möglich durch ein Lösen im Solarplexus.

Muskelgruppe »Hüter der Seele« genannt, und tatsächlich: Der Hüftbeuger reagiert auf Angst und Stress mit Verkürzung und Versteifung. Diese Verkürzung macht es unmöglich, mit aufrechtem Oberkörper in die richtige Position zu kommen. Ein zu kurzer Hüftbeugemuskel wiederum führt zu einer Verstärkung des Hohlkreuzes und ist oftmals maßgebend an Rückenschmerzen und Fehlhaltungen beteiligt.

Die Auflösung des Hohlkreuzes kann auf zwei Wegen erfolgen, wobei jedoch nur der zweite eine dauerhafte Lösung darstellt: Bei der ersten Methode wird das Becken nach vorn, das Schambein nach oben und das Kreuzbein nach unten vorn rotiert, sodass eine Streckung der Lendenwirbelsäule bei eingedrehter Hüfte entsteht. Diese Stellung hebt allerdings die zuvor beschriebene Winkelstellung der Beine zur Hüfte auf. Die Leistengegend bildet eine Gerade mit den Oberschenkeln, die Muskulatur wird hart, und das Gewicht verlagert sich auf die Knie und den Vorderfuß; zudem wird der Blut- und Lymphrückfluss behindert. Diese Stellung kann auf Dauer zu Krampfadern und geschwollenen Beinen führen und belastet zudem das Herz, das über ein Vakuum in der Herzkammer versucht, das Blut aus den Beinen zurückzusaugen; die Verengung im Leistenbereich erschwert dies jedoch. In der Wirbelsäule führt diese Bewegung dazu, dass das Gewicht des Oberkörpers in den Übergang der Lendenwirbelsäule zum Kreuzbein gestaucht wird – einen Bereich, der ohnehin schon überlastet ist. Diese Stellung blockiert die energetische Verbindung zu den Beinen und den Kontakt zu den Naturkräften der Erde.

Die schwierigere, aber korrekte Variante der Aufrichtung der Lendenwirbelsäule erfolgt von oben. Dazu müssen zunächst Spannungen im Solarplexus- und Brustbeinbereich aufgelöst werden. Der Solarplexus (das »Sonnengeflecht« im Oberbauch) wird nach innen bewegt, indem man die Rippen nach hinten unten rotiert. Ein nach oben gestreckter Brustkorb würde dabei der Aufrichtung der Lendenwirbelsäule entgegen wirken; um die Bewegung zu ermöglichen, muss daher zusätzlich das Brustbein abgesenkt werden.

Durch das Lösen der Spannungen auf der Vorderseite entsteht ein Bewegungsspielraum der Wirbelsäule nach hinten. Kreuzbein und das Becken vollführen eine minimale Bewegung nach hinten und unten, ohne sich jedoch nach vorn einzurollen. Ziel ist es, die Lendenwirbelsäule senkrecht zu stellen – das bedeutet, dass die natürliche Schwingung nach vorn in der Übung ganz aufgehoben wird.

Dies wird oft durch eine Haltung erschwert, in der sich das Becken, seitlich betrachtet, vor der Schulter befindet. Ferse, Becken und Schulter müssen jedoch lotrecht übereinander stehen. Ist die Dehnfähigkeit der Hüftbeugemuskulatur noch nicht optimal, so führt dies zu einer leichten Schräglage nach vorn. Eine Schräglage nach hinten ist immer sofort zu korrigieren, da sie die alte Fehlstruktur nur noch festigt.

Ob Ihre Lendenwirbelsäule die richtige Position einnimmt, überprüfen Sie folgendermaßen:

Die Vorgehensweise entspricht der bei der Hüfte, Ihr Partner steht also seitlich von Ihnen und gibt einen horizontalen Druck in Richtung der anderen Hüftseite ab. Sie bewegen sich vom Hohlkreuz bis zum runden Rücken und suchen dabei die stärkste Position.

Danach wird der Druck auf das Schultergelenk verlagert, wieder horizontal und genau seitlich. Jetzt kann man die Kraftübertragung von der Brustwirbelsäule bis zur Ferse testen. Liegt hier ein Hohlkreuz oder ein runder Rücken vor, so kommt der Druck nicht in der Ferse an. Er geht in der Fehlhaltung verloren und verursacht dort ein unangenehmes Gefühl.

Die Brustwirbelsäule und die Schultern

Auch die Brustwirbelsäule soll die leichte Bogenform der Lendenwirbelsäule fortführen. Ein zu flacher Rücken wird dabei durch das Einsinken des Brustbeins korrigiert. Oftmals ist der Rücken aber auch zu rund – was durch die »Schildkrötenübung« aufgehoben werden kann.

Richten Sie sich bis zur Lendenwirbelsäule in den optimalen Reiterstand ein; daran wird nichts mehr verändert. Danach nehmen Sie den Kopf in einer »Tauchbewegung« im Bogen nach unten und dann nach vorn wieder hoch, so als würde eine Schildkröte aus ihrem Panzer herausgucken. Die Streckung nach schräg vorn und oben wird nun mit dem Scheitel weiter aufwärts gezogen, bis sich die Brustwirbelsäule vollständig gestreckt hat.

Ob Ihre Brustwirbelsäule und die Schultern die richtige Position einnehmen, überprüfen Sie folgendermaßen:

Genau wie beim vorherigen Test übt Ihr Partner Druck auf das Schultergelenk und zusätzlich auf den Oberarm nahe bei der Schulter aus. Ist die Wirbelsäule im Brustbereich zu sehr nach hinten gerundet, so geht der ausgeübte Druck in dieser Fehlhaltung verloren und schiebt Sie nach hinten; bei zu flachem Rücken werden Sie hingegen nach vorn ausweichen.

Die Position der Schultern und der Schulterblätter ist wichtig für die Kraftübertragung in die Arme. Die Schultern haben eine leichte Winkelstellung nach vorn, sind also, seitlich betrachtet, nicht auf einer Linie. Wenn Sie diese Fehlhaltung einnehmen, wird der Druck von dieser Verspannung aufgenommen und nicht weiter abgeleitet. Auch hochgezogene oder zu sehr gerundete Schultern lassen keine Kraftübertragung zu und führen zu Dauerverspannungen.

Die stärkste Position der Schulterblätter ist dann erreicht, wenn man die Ellbogen in einem Winkel von ungefähr 15 Grad nach vorn und außen bewegt: Die Schulterblätter stehen dann nicht mehr vor, sondern sind flach angelegt. Die Achseln sind leicht geöffnet. In dieser Position kann sehr viel Druck, der auf den Oberarm wirkt, über die Schultern und die Wirbelsäule zur Ferse hin abgeleitet werden.

Die Halswirbelsäule (Abbildung 15)

Nehmen Sie das Kinn eng an den Hals heran, als wollten Sie ein Doppelkinn machen: Damit streckt sich auch der Nacken, während der Scheitel leicht nach oben zieht.

Übung: Der gespannte Bogen (Abbildung 16–17)

Stellen Sie sich mit etwas mehr als schulterbreit gespreizten Beinen und aufgerichteten Füßen stabil auf den Boden; die Beine sind leicht gebeugt. Sie stützen die gestreckten Arme so auf den Oberschenkeln ab, dass ein Großteil des Oberkörpergewichts über die Arme abgeleitet wird.

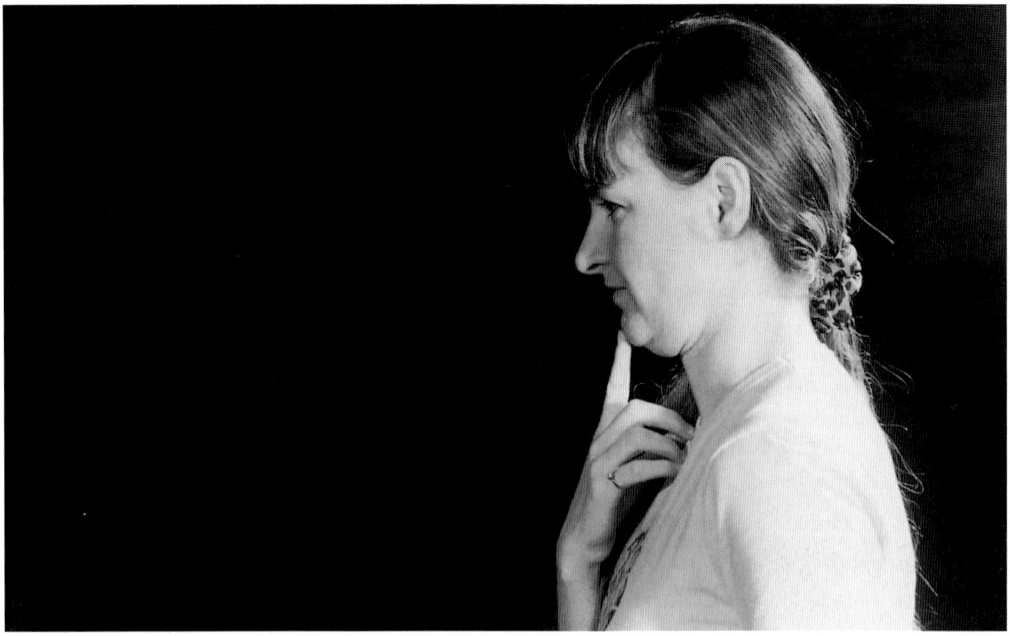

15. Das Kinn wird herangenommen, um den Nacken zu strecken.

Sie starten aus der Hohlkreuzposition heraus. Jetzt bewegen Sie nur das Becken und rollen es ein, als wollten Sie das Schambein zum Nabel hochziehen – dabei machen Sie automatisch einen »Katzenbuckel«. Sie sollten aber unbedingt darauf achten, dass Sie nur das Becken bewegen und nicht noch zusätzlich die Lendenwirbelsäule. Üben Sie diesen Positionswechsel so lange, bis er flüssig und leicht vonstatten geht.

Als nächste Stufe nehmen Sie die Lendenwirbelsäule auf Höhe des Nabels mit dazu. Sie rollen das Becken ein und ziehen zusätzlich den Nabel nach innen. Diese Bewegung aktiviert das Energiezentrum »Tor des Lebens«, das auch den Nieren Energie liefert. Der Katzenbuckel wandert dabei weiter nach oben.

Nun nehmen Sie, wenn Sie das »Tor des Lebens« gut bewegen können, die Höhe des Solarplexus hinzu – von unten nach oben runden. Der Punkt auf der Wirbelsäule gegenüber dem Sonnengeflecht auf Höhe des elften Brustwirbels ist das Energiezentrum, das die Nebennieren (Adrenalindrüsen) versorgt.

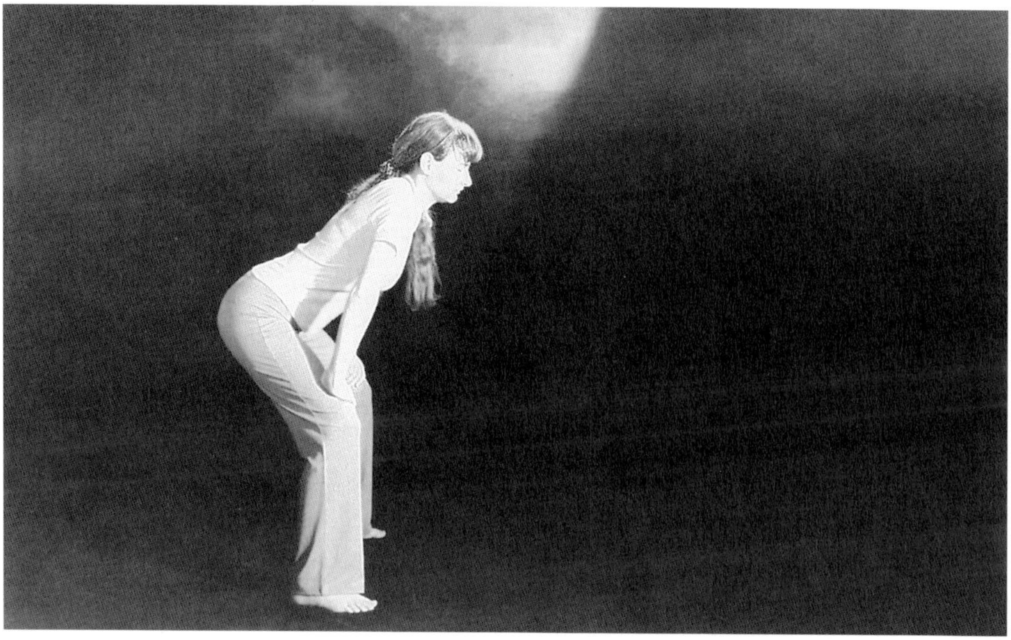

16. Ausgangsposition

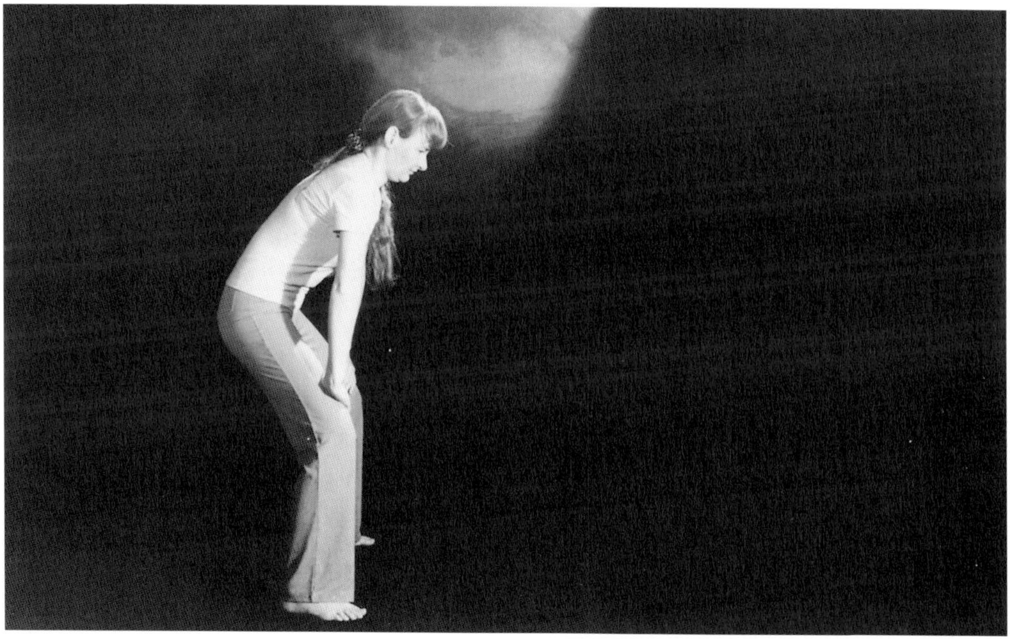

17. Der gespannte Bogen

Die nächste Ebene ist schon die des Herzens. Die meisten Menschen »katzbuckeln« (runder Rücken) dort eher zu sehr und sollten in diesem Fall diese Höhe nicht weiter runden. Wer aber zu einem flachen Rücken neigt, macht einen Katzenbuckel, indem er das Brustbein nach unten vorn einsinken lässt. Generell ist auf der Herzhöhe eine vorsichtige, sanfte Übungsweise zu empfehlen, damit keine Irritationen auftreten. Verspannungen und Unbeweglichkeiten an dieser Stelle könnten zu Herzrhythmusstörungen führen.

Etwas anspruchsvoller ist die Bewegung in der nächsten Ebene: Der siebte Halswirbel am Übergang zur Brustwirbelsäule ist das Energiezentrum, das für die Versorgung der Schultern und Arme zuständig ist. Hier sitzen oft extreme Verspannungen, die bis zum nächtlichen Taubheitsgefühl der Finger führen können. Geöffnet wird dieser Bereich durch eine Bewegung des Brustbeins und der Schlüsselbeine nach innen, bei gleichzeitigem Strecken des Nackens. Das Kinn wird Richtung Brustbein bewegt, der Blick ist senkrecht auf den Boden gerichtet; der Kopf darf aber nicht eingerollt werden. Der siebte Halswirbel wölbt sich nun deutlich nach oben und bringt dabei einen eventuell vorhandenen »Rundrücken« in eine optimale Position.

Das Kleinhirnzentrum ist die nächste Stufe. Es wird »Jadekissen« genannt und liegt auf Höhe des Schädelansatzes, also dort, wo Nacken und Schädel zusammentreffen; im Kleinhirn sind alle automatisierten Bewegungsmuster und altes Wissen gespeichert. Durch eine Streckung des Nackens, die von der vorherigen Bewegung schon eingeleitet wurde, erreichen Sie eine innere Öffnung der Energiebahnen zum Kopf und aus dem Kopf in die Wirbelsäule. Das Kinn wird Richtung Brustbein herangenommen (ohne es aber einzurollen), während der Hinterkopf ein unsichtbares Gewicht senkrecht zur Decke drückt. Äußerlich fühlt sich dieser Bereich jetzt hart an, innerlich jedoch sind die Energiebahnen geöffnet.

Alle genannten Abschnitte sind Energiezentren und energetische Pumpen. Wenn Sie diese Bewegung öfter wiederholen, spüren Sie, dass Ihnen warm wird, denn es fließt Energie. Vielleicht entsteht auch ein Druckgefühl im Kopf: Dann haben Sie Energie von der Wirbelsäule in den Kopf gepumpt, die nun wieder abfließen will. Sind Energiebahnen, die für den Abfluss zuständig sind, blockiert, so gibt es nämlich einen Rückstau im Kopf.

Daher ist es unbedingt notwendig, dass Sie – so paradox es zunächst klingen mag – die Zungenspitze hinter die Schneidezähne an den oberen Gaumen legen. Es ist, als würden Sie damit einen Schalter betätigen und zwei wichtige Energiemeridiane miteinander verbinden. Sollte dennoch Druck entstehen, so massieren Sie den Stirnbereich und die Augen. Reiben Sie zusätzlich an der Vorderseite des Körpers entlang mehrmals nach unten und verfolgen Sie die Berührung aufmerksam mit Ihrem Geist.

Seitlich betrachtet bildet nun die Wirbelsäule zusammen mit Becken und Kopf einen leichten Bogen. Der Bogen ist in allen Bereichen gleichmäßig gewölbt. Damit erzielt man die vollständige Aufdehnung der Dura Mater, der Haut, die Rückenmark und Gehirn umgibt und schützt. Ist es Ihnen nicht möglich, einen gleichmäßigen Bogen zu wölben, und liegen keine operativen Eingriffe oder chronische Verformungen der Wirbelsäule vor, dann zeigen die zu flachen Stellen Dauerverspannungen der Muskulatur an.

Schließen Sie die Übung nun ab, indem Sie sich langsam von unten nach oben aufrichten und die Hände auf dem Nabel ruhen lassen. Geist und Sinne spüren ebenfalls dorthin und fühlen das Chi.

Diese Übung wird Ihre Wirbelsäule auf Dauer flexibel und beweglich halten und Verspannungen entgegenwirken.

Übung: Der gespannte Bogen für Fortgeschrittene

Die Übung wird wie oben beschrieben durchgeführt; hinzu kommt bei dieser Variante eine energetische Ausrichtung und Unterstützung des Energieflusses.

Den Beckenboden integrieren

Während Sie das Becken einrollen und einen Katzenbuckel formen, spannen Sie die Muskulatur des Beckenbodens an. Falls Sie nicht wissen, wie Sie diese Muskelgruppe aktivieren sollen, stellen Sie sich vor, dass Sie mangels verfügbarer Gelegenheit den Harndrang verhalten müssen – genau diese Muskelanspannung ist gemeint.

Sollten Sie bereits einen guten Zugriff auf diese Muskeln haben, so stellen Sie sich vor, dass Sie den Beckenboden sanft in den Körper hinein hochziehen, wie eine Kuppel. Wenn Sie jetzt die Muskulatur des Anus etwas mehr nach hinten Richtung Steißbein ziehen, öffnen Sie den Energiefluss hinauf zur Wirbelsäule.

Energieatmung über den Beckenboden

Beim sanften Hochziehen des Beckenbodens stellen Sie sich vor, dass Sie eine Flüssigkeit oder eine frische Energiewolke in den Körper hinein- und hochziehen. Sie nehmen Kontakt auf mit den Naturkräften. Mit jedem Einatmen ziehen Sie diese Kräfte weiter im Inneren der Wirbelsäule hoch, entsprechend den Rundungen, die Sie körperlich durchführen.

Beim Ausatmen entspannen Sie sich – oft beginnt erst jetzt die Energie zu fließen. Beim Einatmen lassen Sie Ihr körpereigenes Chi und die hochgezogenen Naturkräfte weiter Richtung Kopf steigen. Wieder liegt die Zunge hinter den Schneidezähnen und gewährleistet den Abfluss der Energien.

Schließen Sie die Augen, visualisieren und spüren Sie das Steigen der Energie und die Aufnahme der Naturkräfte. Diese Kräfte können kühlend und beruhigend sein, wenn Sie sich Wasser vorstellen, das Sie anziehen; stabilisierend und nährend, wenn Sie sich die Erde vorstellen – oder Sie achten darauf, welche Farbe oder welches Gefühl spontan entsteht. Seien Sie in jedem Fall achtsam und üben Sie sanft – die Reaktionen sind in jedem Körper unterschiedlich, und Sie werden Ihre eigenen Erfahrungen machen. Die hochgepumpte Energie fließt über die Zunge im vorderen Körperbereich wieder hinunter zum Becken.

Die Muskeln: Bewegungsinstrumente des Körpers

Das Geheimnis des Muskelkaters

Muskeln bestehen aus Muskelfasern, Sehnen, Muskelhäuten (Faszien) und Schleimbeuteln. Alle Muskeln des menschlichen Körpers sind lediglich in der Lage, sich aktiv zusammenzuziehen (zu kontrahieren), nicht aber, sich aus eigener Kraft zu dehnen. Diese Bewegung muss deshalb jeweils durch einen so genannten Gegenspielermuskel ausgeführt werden, der durch seine eigene Kontraktion die Dehnung des ersten Muskels bewirkt.

Bei jeder Muskeltätigkeit finden chemische Reaktionen statt, in deren Verlauf Kohlenhydrate (ATP) verbrannt werden und Energie, Kohlendioxid und Wasser entstehen. Wichtige Mineralstoffe, die die Bewegung erst möglich machen, sind Kalzium und Magnesium. Wird der Muskel nun übermäßig belastet und ist nicht genügend Sauerstoff vorhanden, so werden bei der Verbrennung Schlacken in Form von Milchsäure (Laktate) gebildet. Der Muskel ermüdet durch diese Übersäuerung rasch und ist erst nach dem Abtransport der Laktate wieder leistungsfähig.

Nach ungewohnter sportlicher Betätigung oder Überbeanspruchung entstehen häufig unangenehme Muskelschmerzen, der »Muskelkater«. Früher wurde vermutet, dass sich diese Schmerzen auf die Ansammlung von Milchsäure im Muskelgewebe zurückführen lassen; heute dagegen weiß man, dass kleinste Verletzungen in der Muskelfaser (Mikroläsionen) dafür verantwortlich sind. Die verletzten Bereiche werden durch Bindegewebe geschlossen, das jedoch nicht an der Muskelkontraktion teilnehmen kann; auf lange Sicht führen häufige Mikroläsionen daher zu einer kleinen Einschränkung der Beweglichkeit.

Durch die Übersäuerung, aber auch durch Energie- oder Sauerstoffmangel kann es dazu kommen, dass der Muskel kurzfristig nicht mehr entspannt. Werden in diesem Zustand weiterhin schnelle Bewegungen durchgeführt, so können vermehrt Mikroläsionen entstehen. Dank der langsamen Beanspruchung der Muskulatur im T'ai Chi Ch'uan und Qi Gong dagegen treten diese Verletzungen in der Regel nicht auf: Die umfassende Atmung, Bestandteil jeder östlichen Bewegungslehre, gibt dem Körper die Möglichkeit, die Schlacken schneller abzubauen, da der dafür benötigte Sauerstoff in ausreichender Menge zur Verfügung steht. Die geringe Belastung garantiert, dass die Versorgung des Muskels mit Energie und Sauerstoff nicht unterbrochen wird. Tritt dennoch ein Muskelkater auf, so empfiehlt es sich, durch die zusätzliche Einnahme von Mineralstoffen den Abbau der Säure zu beschleunigen.

Muskelsteuerung

In den Muskeln befinden sich »Zustandsmelder«, die auf Druck und Dehnung reagieren und Rückenmark sowie Gehirn über die Veränderungen und die herrschenden Spannungsverhältnisse im Körper informieren. Zu diesen Organen gehören die Muskelspindeln und die Golgiapparate, die beide an der Steuerung des Muskeltonus beteiligt sind. Durch Dauerstress, der über die Nervenbahnen an diese Steuerungsorgane übertragen wird, kann es dazu kommen, dass die gesunde Grundspannung des Muskels verloren geht und Verspannungen oder Abschwächungen erzeugt werden. So reagieren die einzelnen Muskelgruppen zum Teil ganz unterschiedlich auf einseitiges Training, unzureichende Dehnung, zu kurze Regenerationszeiten und Bewegungsmangel: So mag die eine Gruppe zur Erschlaffung tendieren, die andere zur Verkürzung. Zum Erschlaffen neigende Muskeln sind zum Beispiel die Bauch- und Gesäßmuskulatur sowie der Beckenboden; zur Verkürzung und Verhärtung neigen der untere Rückenstrecker und der Hüftbeuger. All diese beispielhaft genannten Muskelgruppen spielen eine große Rolle für die Aufrichtung und Haltung der Wirbelsäule: So reagiert etwa der Hüftbeuger, der »Hüter der Seele« im Taoismus, mit Verkürzung auf Stress und Angst.

Liegen diese Verspannungen oder Abschwächungen dauerhaft vor, werden sie vom Gehirn als »Normalzustand« abgespeichert: Es dringt nicht mehr ins Bewusstsein, dass der Tonus nicht stimmt und eine Fehlbelastung vorliegt. Eine dauerhafte Verbesserung muss nun wieder regelrecht »erlernt« werden. Üben Sie vor einem Spiegel, damit Sie auch eine visuelle Bestätigung erhalten. Wenn Sie eine Umprogrammierung vornehmen wollen, müssen Sie die richtige, anfangs für Sie möglicherweise unangenehme Position oft und ganz bewusst wiederholen.

Machen Sie dagegen die Bewegungen nur wenige Male, so werden sie im Sofortgedächtnis nur für wenige Sekunden gespeichert und gehen verloren, wenn Sie sie nicht öfter wiederholen. Je länger und öfter Sie an der Verbesserung arbeiten, desto länger wird sie auch gespeichert: vom Kurzzeitgedächtnis (über Minuten bis hin zu Tagen) bis ins Langzeitgedächtnis (über Monate und Jahre). Durch viele Wiederholungen können Sie die neue Haltung als Normalzustand einspeichern und haben damit eine dauerhafte Haltungsverbesserung erreicht.

Der »unbekannte« Beckenboden

Der Beckenboden ist – wie das Zwerchfell – eine quer verlaufende Scheidewand. Er verschließt den Bauchraum nach unten und stabilisiert die Position der Organe. Seine Muskeln- und Sehnenplatten bilden eine Schale, die Öffnungen für die Geschlechtsorgane, den Harnleiter und den Darm hat.

Der Beckenboden findet im herkömmlichen Training oftmals keine Beachtung und tritt erst ins Bewusstsein, wenn er zu schwach geworden ist, etwa bei Organsenkungen und Inkontinenz.

Aber auch schon ein geringfügig zu niedriger Tonus führt zu einem dauerhaften Energieverlust. Der Beckenboden wird als das »Untere Tor« bezeichnet, durch das im geschwächten Zustand Energie aus dem nahe gelegenen energetischen Kraftpunkt in der Bauchhöhle entweichen kann. Die Beschaffenheit des Beckenbodens sagt viel über das biologische Alter des Menschen aus. Bei einem gesunden Tonus bleiben die Organe des Bauchraums an ihrem Platz und können ohne Behinderung arbeiten. Rutschen sie aber nach unten, weil der Beckenboden zu schlaff ist, so wird ihre Funktion eingeschränkt und die Energie blockiert. Daher sollte man den Beckenboden mit gezielten Übungen bewusst trainieren und durch Kontraktionen elastisch und fest erhalten.

Verspannungen loslassen

Muskuläre Verspannungen kennt jeder, vor allem, wenn er eine sitzende Tätigkeit ausübt; besonders der Schulter- und Nackenbereich sowie der Rücken sind dann betroffen. Was geschieht dabei aber genau im Muskel und warum findet er nicht mehr in eine entspannte Position zurück?

Der Körper reagiert auf die psychische Befindlichkeit

Jeder kleine Gedanke löst im Körper Reaktionen aus. Das Zittern vor Angst oder Bauchkrämpfe vor Nervosität sind eine nur allzu bekannte Folge starker Emotionen. Aber auch weniger dominante Gedanken führen zu einer sofortigen Reaktion, was man mit einer Hautwiderstandsmessung eindrucksvoll demonstrieren kann.

In der Kinesiologie macht man sich diese Tatsache für Muskeltests zunutze. Man spricht dort von an- und abgeschalteten Muskeln. Die Testperson streckt beispielsweise einen Arm seitlich aus und versucht, ihn entspannt gegen einen geringen Druck zu halten, den der Partner auf den Unterarm ausübt. Ein »angeschalteter« Muskel fühlt sich so an, als sei der Arm eingerastet und dadurch stark: Das bedeutet ein Ja des Muskels. Diesen starken Zustand kann man durch Fragen verändern. Ist die Antwort auf eine Frage nein, so wird der Muskel spontan abschalten: Er fühlt sich schwach an und gibt nach.

Die Fragen können lautlos und nur in Gedanken gestellt werden, und trotzdem wird der Körper reagieren. Damit wird deutlich, wie negative Gedanken wirken können. Diese Methode funktioniert auch bei Kindern: Man kann so dem Körper Fragen stellen, die die Kinder vielleicht nicht verbal beantworten können.

Informationsverarbeitung

Unser Verstand wird täglich mit einer Flut von Informationen bombardiert. Deshalb musste er lernen, Wichtiges von Unwichtigem zu unterscheiden, einiges gar nicht zu beachten und anderes mit Priorität zu behandeln. Außerdem wurden verschiedene Mechanismen entwickelt, mit dauerhafter Überforderung und extremen Gefühlen umzugehen.

Diese Vorgänge illustriert der Vergleich mit einem Computer: Kopf und Verstand bilden den Arbeitsspeicher und das Programm, der Körper ist die Festplatte. Liegt eine Überforderung vor, so versucht der Arbeitsspeicher damit umzugehen; wenn ihm das nicht gelingt, beginnt er die Daten auszulagern und auf die Festplatte zu speichern. Sobald die belastende Situation vorbei ist, können die auf der Festplatte gespeicherten Daten wieder in den Arbeitsspeicher geholt werden.

Hier entscheidet für gewöhnlich unser freier Wille, ob wir uns jetzt mit dem Problem auseinander setzen oder es ignorieren wollen. Manche Situationen sind allerdings so schrecklich, dass Körper und Verstand autonom den Zugriff so lange verwehren, bis wir fähig sind, uns mit dem Problem zu befassen, ohne Schaden zu nehmen.

Im Alltag folgt jedoch nur allzu oft einer überstandenen Überforderung gleich die nächste, sodass man sich auch dann nicht die Zeit nehmen kann oder will, um die alten Erlebnisse aufzuarbeiten; sie bleiben dennoch abgespeichert im Körper. Eine einfache Form dieser Abspeicherung stellen Verspannungen (hypertone Muskeln) oder Säurebildungen im Körper dar. Die Speicherorte sind nicht willkürlich gewählt – bei bestimmten Emotionsarten findet auch eine organspezifische Speicherung statt.

Treten jedoch immer dieselben Schwierigkeiten, etwa in Form von Dauerstress, auf und werden nie richtig verarbeitet, so führt dies zu einer nachhaltigen Störung im Energiefluss und Energiefeld im Körper.

Hypertone Muskeln

Jeder Muskel hat einen für ihn speziellen, gesunden Tonus – ähnlich einem gestimmten Musikinstrument. Dieser Tonus kann sich jedoch verändern: Ist der Tonus zu langsam, der Ton des Instruments zu tief, so liegt eine Abschwächung vor; ist er hingegen zu schnell, der Ton zu hoch, so liegt ein so genannter Hypertonus vor.

Diese falsche Schwingung entzieht dem Körper ständig Energie und Aufmerksamkeit, und der Muskel sendet permanent fehlerhafte Signale an Rückenmark und Gehirn. Ein verspannter Körper fühlt sich entsprechend antriebslos und müde an. In diesem Zustand ist auch die geistige Aufnahmefähigkeit deutlich herabgesetzt; umgekehrt stellen die besten Voraussetzungen zum Lernen Ruhe und Entspannung dar.

Ein dauerhaft hypertoner Muskel »weiß« nicht, dass er zu schnell schwingt, und hat die Fähigkeit verloren, in die gesunde Entspannung zurückzufinden. Wie findet man nun solche Muskeln?

Übung: Dauerverspannungen im Schulter-Nacken-Bereich aufspüren

Diese Übung wird wieder mit einem Partner durchgeführt. Stellen Sie sich ganz entspannt mit schulterbreit voneinander entfernten Füßen und leicht gebeugten Knien hin. Ihr Partner umfasst mit beiden Händen Ihren Arm etwas über dem Handgelenk und am Ellbogen; beide Gelenke sollen in jedem Fall frei beweglich bleiben. Der Arm wird jetzt sehr langsam bewegt:

Zunächst schüttelt Ihr Partner Ihre Hand, dann folgen immer größere, sehr langsame Bewegungen, die schließlich den ganzen Arm in Schwingung versetzen. Ziel ist es, dass Sie Ihren Arm ganz loslassen und entspannen und selbst keine Bewegung machen. Der Arm wird bei erschlafften Muskeln schwer – der Partner spürt dank des Gewichts, dass keine Bewegung aktiv initiiert wird.

Bei Dauerverspannungen ist ein völliges Loslassen des Arms jedoch fast unmöglich: Die verspannten Muskeln halten ständig dagegen. Der getestete Partner hat zwar das Gefühl, er lasse los oder sei entspannt – doch der leichte Arm, der die Bewegungen vorwegnimmt, beweist das Gegenteil. Lassen Sie sich also von Ihrem Partner bei dieser Übung motivieren und spüren Sie die Erleichterung eines entspannten Arms. Üben Sie auch unbedingt mit beiden Armen, da es oft deutliche Unterschiede zwischen der rechten und linken Körperseite gibt. Diese Übung ist Bewusstmachung der hypertonen Muskeln und Training zum Loslassen in einem.

Massage als Diagnose und Therapie

Krankengymnasten machen es uns täglich vor: Verspannungen lassen sich oft buchstäblich »wegmassieren«. Deshalb stellt eine Massage eine gute Diagnose- und Therapiemöglichkeit für dauerverspannte Muskeln dar – Sie müssen dafür nicht einmal eine spezielle Ausbildung haben, sondern wissen selbst am besten, welche Berührung und welcher Druck Ihnen gut tun.

Entspannte Muskeln sind weich und geben äußerem Druck nach, ohne zu schmerzen; hypertone Muskeln dagegen sind druckempfindlich: Die verspannten Stellen schmerzen, wenn man sie massiert. Dieser Schmerz soll das Gehirn darauf aufmerksam machen, in welchem Zustand sich der Muskel befindet. Da die Verspannung dauerhaft präsent war, wurde der »falsche« Tonus vom Gehirn als Normalzustand angenommen.

Durch den Schmerz erkennt es nun aber, dass diese Annahme nicht gestimmt hat. Der Schmerz führt nämlich zu einer Überlastung der Informationslinie vom Muskel zum Gehirn. Dadurch entsteht eine Informationspause, die (durch die nicht mehr vorhandene Fehlinformation) eine Entspannung in einen gesunden Tonus zulässt. Der massierte Bereich wird extrem warm, da er die gespeicherte Energie nun freigibt, und der Muskel kann entspannen.

Ursachen für Dauerverspannungen

Der bereits erwähnte Dauerstress führt zu Verspannungen. Eine Situation wird oft anhand von alten Denkmustern bewertet; einige davon werden über Generationen ungeprüft übernommen und weitergegeben. Eine überängstliche Mutter zum Beispiel, die ihr Kind vor allem beschützen will, kann in ihm durch diese ständige Angst und Bevormundung dauerhafte Blockaden hervorrufen.

Stets wiederkehrende Handlungs- und Reaktionsweisen, die man möglicherweise schon längst ändern wollte, sind ein deutlicher Hinweis auf veraltete Denkmuster. Deshalb ist es wichtig, immer wieder die Motivation der eigenen Handlungen zu überprüfen und die passenden Glaubenssätze von denen zu trennen, die nicht mehr passen. Ereignisse nicht sofort zu bewerten und emotional auf sie zu reagieren spart Energie: Oft weiß man zwar nicht, wofür etwas »gut« ist, aber die Erfahrung zeigt im Laufe des Lebens doch immer wieder, dass selbst aus einem schmerzlichen Erlebnis Sinn entstehen kann. Es gibt dazu eine Geschichte:

Ein alter Mann lebte mit seinem Sohn in einer ärmlichen Hütte außerhalb der Stadt; sein einziger Besitz war ein Pferd. Eines Tages lief das Pferd weg. Die Dorfbewohner kamen, um ihn zu bedauern: »Jetzt ist sein einziger Besitz verloren – der arme Mann.« Er jedoch antwortete: »Woher wollt ihr wissen, dass das schlecht ist?« Die Dorfbewohner wunderten sich und kehrten heim. Ein paar Tage später kehrte das Pferd mit vielen wilden Artgenossen zurück, und der alte Mann besaß jetzt eine ganze Herde. Alle Dorfbewohner jubelten, der Alte hingegen sagte: »Woher wollt ihr wissen, dass das gut ist?« Beim Zureiten brach sich der Sohn ein Bein und wurde zum Krüppel. Die Dorfbewohner äußerten wiederum ihr Mitleid, der Alte aber sprach: »Woher wollt ihr wissen, dass das schlecht ist?« Ein Krieg brach aus, und alle jungen Männer des Dorfes wurden eingezogen – nur der behinderte Sohn durfte zu Hause bleiben ...

Unser Blickwinkel ist oft zu eng und die Distanz zu gering, um wirklich abschätzen zu können, ob etwas gut oder schlecht ist. Der Taoismus lehrt daher, ohne Bewertungen zu leben und einfach dem Fluss des Lebens zu folgen – wie Wasser, das an den Steinen des Baches vorbeifließt,

Hindernisse umspült und sich den Gegebenheiten anpasst. Der erweiterte Blickwinkel hilft dabei, auch die positiven Seiten wahrzunehmen und nicht an einer Einzelsituation zu verzweifeln.

Blockaden auflösen

Operationen und Verletzungen verursachen nicht nur Narben: Sie hinterlassen im betroffenen Gewebe Angst, Schock und Panik. Die Auflösung dieser Blockaden führt zu einem großen Energiezuwachs. Die gestaute Energie beginnt zu zirkulieren, und die Selbstheilungskräfte können wieder optimal wirken.

Es gibt viele Körper- und Geistesübungen zur Auflösung tief sitzender Verspannungen, Verletzungen und Denkmuster. Die besten Erfolge hat ein kombiniertes Vorgehen, da über den körperlichen Ansatz das Verdrängte, die »Blackbox« unserer Psyche und unseres Geistes, bewertungsfrei angegangen werden kann. Eventuell laufende »Sabotageprogramme«, die eine Lösung verhindern sollen, können so umgangen werden.

Bei dieser Methode ist es nicht wichtig, über das Problem zu reden, denn der Zugang erfolgt über den Körper: Er lernt durch die Übungen, wieder zu entspannen und in einen gesunden Tonus zurückzukehren. Dadurch kann der Geist vom Körper »lernen«. So kann etwa das Lösen des Hypertonus dazu führen, dass verdrängte Emotionen, Bilder oder Erinnerungen plötzlich wieder ins Bewusstsein kommen.

Wichtiger als eine verstandesmäßige Analyse ist es beim Auflösen von Blockaden, sich selbst Verständnis und Liebe entgegenzubringen und die eigenen Fehler und Schwächen als wichtigen Teil von sich selbst zu begreifen.

Deshalb sollten Sie Verspannungen oder verletzten Bereichen liebevolle Aufmerksamkeit widmen, wie etwa einem traurigen Kind, das Ihren Trost und Zuspruch braucht. Andernfalls unterbinden Sie den Kontakt und Zugang zu den tieferen Ursachen der Störung. Und ohne Kontakt wiederum sind die Energien blockiert, sodass nur schwer eine Verbesserung herbeigeführt werden kann.

Ein bei Sportlern oft verbreitetes Reaktionsmuster auf Belastung und Überforderung ist das Training bis zur Erschöpfung: Durch die extreme sportliche Betätigung wird Energie verbraucht und aus dem System genommen, das eigentliche Problem aber wird nicht berührt. Die Situation entschärft sich kurzfristig, doch es wird nichts gelöst. Nach der Regenerierung baut der Körper wieder neue Energie auf, und das alte Problem kehrt zurück. So kann der Sport zum Zwang werden, zur Droge, die die Probleme betäubt: Der Sportler wird immer weiter seine Energien verschleudern, nur um das Grundproblem nicht anpacken zu müssen.

Weitere Möglichkeiten, um Energie zu verbrauchen, sind – um nur einige zu nennen – Alkohol-, Nikotin- oder Drogensucht, aber auch die Flucht in starke Emotionen, durch Depressionen oder Adrenalinschübe bei Extremsportarten.

Die Schwingung eines liebevollen Gefühls hingegen vermag die Türen wieder zu öffnen und die Selbstheilungskräfte zu aktivieren. Eine sanfte Vorgehensweise und Geduld beim Üben sind hier entscheidend für den Erfolg. Hören Sie auf Ihre innere Stimme, die Ihnen sagt, wann Sie die Grenze erreicht haben – mit Gewalt und Durchhalteparolen können Sie keine dauerhafte Lösung herbeiführen. Halten Sie es lieber wie das Wasser, das die Steine durch sanfte, dauerhafte Berührung rundschleift.

Der beste Weg ist, sich an die Arbeit zu machen, bevor der Problemberg immer größer und bedrohlicher wird. Für gewöhnlich ist das Problem, das Ihnen als Nächstes begegnet, auch dasjenige, das zuerst erledigt werden will und kann. Vertrauen Sie dieser inneren Führung – sie wird Ihnen immer Aufgaben stellen, die Sie genau in diesem Moment bewältigen können.

Jedes Problem hat seine Zeit: Manches kann heute nicht gelöst werden, dafür aber leicht in einer Woche; für anderes wiederum ist genau dann, wenn das Problem präsent wird, der richtige Zeitpunkt. Das Leben oder das Schicksal wird Sie zu lösbaren Aufgaben führen – und Sie damit immer ein Stückchen näher zu sich selbst bringen.

Emotionsmanagement

Der Mensch nimmt im Laufe seines Lebens unzählig viele Informationen über die Welt auf, er erlernt komplizierte Arbeitsprozesse oder erforscht Unbekanntes. Was aber nicht »gelehrt« wird, ist der Umgang mit Emotionen: Oft werden die durch andere Menschen erfahrenen Handlungsmuster einfach übernommen, ohne jemals hinterfragt zu werden.

Sicherlich sind viele dieser Problemlösungsmodelle richtig und praktikabel – aber wäre es nicht wichtig, bewusst reagieren zu können und nicht immer einem Programm zu folgen, das man niemals selbst überprüft hat? Es ist falsch, auf Überforderung mit Gewalt zu reagieren – und doch schlagen viele Eltern ihre Kinder, weil sie selbst geschlagen wurden. Befragt man sie außerhalb der konkreten Situation dazu, so lehnen fast alle Gewalt ab und verurteilen sie; ist die Überforderung aber da, so reagieren sie unbewusst nach dem alten Schema. Es mag ein extremes Beispiel sein – aber jeder sollte sich einmal fragen, wo bei ihm ähnliche, blind übernommene Muster vorhanden sind.

Es gibt eine Methode, mit Emotionen anders umzugehen: Sie zielt darauf ab, Gefühle zu harmonisieren, während sie noch nicht so mächtig sind – in der Entstehungsphase. Die Emotionen werden dabei in ihre Grundbestandteile zerlegt, um besser mit ihnen zurechtzukommen; es geht nicht darum, etwas zu übertünchen, sondern um einen verantwortungsvollen Umgang mit den Licht- und Schattenseiten der eigenen Person. Diese Methode fußt auf der Erkenntnis, dass Energie nicht zerstört, wohl aber umgewandelt werden kann.

Energie recyceln

Emotionen setzen sich aus Informationen, Bewertungen und Energie zusammen. Es geschieht etwas – beispielsweise hat das Fahrrad einen Platten: Der luftleere Reifen wird jetzt wahrgenommen und bewertet. Hier entscheidet sich, was weiterhin geschieht! Entweder man zuckt die Achseln und sagt sich »Macht nichts«, oder man bildet Emotionen – in diesem Fall vermutlich Ärger. Für diesen Ärger wendet man je nach Ereignis mehr oder weniger Energie auf: Das umfasst eine Spannbreite von leichter Verstimmung bis hin zu blindem Zorn.

Um mit solchen Emotionen umgehen zu können, müssen sie erst entschärft werden: Die Energie wird von der Information und der Bewertung getrennt. Oft steckt so viel Energie in den Gefühlen, dass die eigentliche Ursache nicht mehr erkennbar ist. Oder es liegt viel Verdrängtes übereinander, das erst einmal abgetragen und geordnet werden muss. Um klarer sehen zu können, muss man der Emotion die Energie entziehen, sie ausbalancieren und harmonisieren, damit sie den Organen nicht mehr schaden kann.

Wenn ein Mensch seinen Emotionen Ausdruck verleiht, indem er schreit, um sich schlägt oder depressiv wird, geht die Energie, die an das Gefühl gekoppelt war, verloren. Da der Taoismus lehrt, dass jede noch so winzige Energie wichtig ist und mit Wertschätzung und Bedacht verwendet werden sollte, strebt er eine Wiederverwertung, ein »Recyceln« dieser Energie an: Aus organischem Abfall wird durch den Kompostierungsprozess ja auch langsam wieder fruchtbare Erde. Ein derartiges geschlossenes System erzeugt keine Müllprobleme.

Es geht also nicht um eine Beseitigung oder Unterdrückung von Gefühlen. Emotionen sind wichtige Helfer: Sie zeigen, wo etwas nicht stimmt – in uns oder außerhalb von uns –, und geben uns die Kraft, etwas zu verändern. Ohne sie hätten wir keinen Maßstab, um Ereignisse einzuordnen. Sie helfen uns, unsere Schattenseiten zu erkennen, und sind somit entscheidend für eine Persönlichkeitsentwicklung.

Bei diesem Kompostierungsprozess ist das Lächeln die wichtigste Zutat: Ohne dieses Gefühl der Selbstakzeptanz und Liebe fehlt der Schlüssel zur Umwandlung. Es ist schwer, die eigenen Fehler und Schatten in Augenschein zu nehmen, aber allein dieses Bewusstmachen ist schon der erste Schritt zur Auflösung. Wir sind keine perfekten Wesen, wir sind Menschen – und es ist wichtig, dass wir uns unsere Fehlbarkeit vergeben.

Die Energie der Organe

Stellen Sie sich vor, Emotionen transportierten eine festgelegte Schwingungsenergie wie eine gestimmte Gitarrensaite. Jede Zelle und somit auch jedes Organ hat eine gesunde Schwingung. Nun wirkt aber zusätzlich jede Emotion aufgrund ihrer Schwingung speziell auf ein Organ: Ärger schlägt sich auf die Leber, Angst auf die Nieren nieder – dies erzeugt einen Misston, denn die Schwingung stimmt nicht mehr. Dieser Zustand ist auf Dauer für das Organ schädlich. Um den einzelnen Organen ihre gesunde Frequenz zurückzugeben, nutzen die Taoisten seit Hunderten von Jahren die Kräfte der Natur in Form von Farben, Gerüchen und Klängen.

Die Kraft der Vorstellung, um die es bei der Organmeditation ja geht, spielt dabei immer eine wichtige Rolle: Wenn Sie beispielsweise Ihre schönsten Urlaubsbilder betrachten, werden Sie wahrscheinlich sofort wieder in Urlaubsstimmung kommen – es geht eine Veränderung in Ihrem Körper vor sich. Ähnlich können Sie auch mit jedem anderen Gedanken an Farben, Töne oder Gerüche eine Reaktion »provozieren« – Sie versetzen sich dadurch in eine bestimmte Schwingung, ähnlich wie im Traum. Am besten funktioniert es natürlich, wenn Sie das, was Sie sich vorstellen, schon einmal selbst gesehen oder erlebt haben: Sie können nämlich in Ihrem Gedächtnis schöne Erinnerungen speichern und die Energien daraus jederzeit abrufen.

Im Taoismus werden den einzelnen Hauptorganen Elemente, Jahreszeiten, Emotionen, Töne und Farben zugeordnet: So hat jedes dieser Organe etwa seinen spezifischen Farbwert. Schließen Sie die Augen und stellen Sie sich die unten aufgeführten Farben nacheinander vor. Sie selbst können in dieser Farbe liegen oder die Farbe ist in dem entsprechenden Organ enthalten.

Mit Tönen funktioniert das nicht anders. Wenn Sie sich ein Lied vorstellen, ist es fast so, als würden Sie es hören. Allein die bloße Vorstellung der organspezifischen Töne erzeugt Frequenzen im Körper, die je nach Ton genau auf die Schwingung eines Organs wirken. Wenn Sie ein Windgeräusch machen, entstresst das die Nieren, während ein aufseufzendes »ha« Druck und Ungeduld vom Herzen nimmt und es erleichtert.

Diese Töne geben wir zuweilen ganz instinktiv von uns – man denke dabei nur an das Stöhnen, wenn einem mal wieder alles zu viel wird. Mit Hilfe der nachfolgenden Tabelle lassen sich diese Laute bewusst präventiv einsetzen und Stresssymptome vermeiden.

Auch die Jahreszeiten haben eine ganz besondere, spezifische Energie, die auf das jeweils korrespondierende Organ wirkt. So ist der Frühling der Zeitabschnitt, in dem die Leber ihre spezielle Energie auftanken kann; für das Herz etwa ist es der Sommer. Die Lunge stärkt sich im Herbst, die Nieren im Winter und die Milz im Spätsommer. Wenn im Jahreszeitenwechsel den Organen mehr Energie zufließt, speichern sie diesen Überschuss für das kommende Jahr und beginnen mit Erneuerungs- und Entgiftungsarbeiten.

Den fünf Hauptorganen Lunge, Nieren, Leber, Herz und Milz sind bestimmte Partnerorgane zugeordnet (siehe Tabelle). Die Hauptorgane neh-

Die Organe und ihre Zuordnungen

Organ	*Partnerorgan*	*Element*	*Jahreszeit*	*Emotionsspannbreite*	*Laut*	*Farbe*	*Energiequalität*
Lunge	Dickdarm	Metall	Herbst	Traurigkeit/Depression bis Aufrichtigkeit/Mut	Scharfes, lang gezogenes »s«	Metallisches Weiß	Kühl, trocken
Niere	Harnblase	Wasser	Winter	Angst/Druck bis Sanftheit/Stille	Kurzes »hu« wie beim geräuschvollen Ausblasen einer Kerze	Strahlendes Blau	Kalt, nass
Leber	Gallenblase	Holz	Frühling	Wut/Eifersucht/Ärger/Neid bis Freundlichkeit	Lang gezogenes »sch«	Frühlingsgrün	Warm, feucht
Herz	Dünndarm	Feuer	Sommer	Ungeduld/Hektik/Stress/Lieblosigkeit/Hass bis Freude/Glücklichsein/Liebe/Mitgefühl	Lang gezogenes, gehauchtes »ha«	Helles Rot	Heiß, trocken
Milz	Magen/Bauchspeicheldrüse	Erde	Spätsommer	Sorgen/Grübeln/Zukunftsängste bis Offenheit/Fairness	Tiefes »huu« aus dem Bauch	Gelbgold	Mild, sanft, von allem etwas, die Mitte

men Energie auf und werden als Yin-Organe bezeichnet, die Partnerorgane dagegen geben Stoffe ab und heißen Yang-Organe. Leidet ein Hauptorgan an einer Energieblockade, so ist immer auch sein Partnerorgan mit belastet – oft zeigen sich erste Krankheitssymptome sogar gerade in diesen Yang-Organen. Bei zu viel aufgestautem Ärger – einer Emotion der Leber – können sich beispielsweise in der Gallenblase, ihrem Partnerorgan, Steine bilden und Koliken hervorrufen.

Wenn Sie spüren, dass bei der Vorstellung eine Emotion in Ihnen aufsteigt, lassen Sie sie zu und betrachten Sie sie aus der Distanz heraus. Ein liebevolles Gefühl und die Schwingung der Farben, Laute und Elemente helfen, diese Emotion zu verarbeiten. Wenn Sie möchten, sprechen Sie mit den Organen – je enger Ihr Kontakt wird, desto früher werden Sie spüren, wenn etwas nicht mehr stimmt.

Das energetische Zusammenspiel der Organe

Jeder Mensch verfügt von Geburt an über eine bestimmte Konstitution: Die einen haben eine schwache Lunge, andere einen überempfindlichen Magen oder Atemprobleme. Einige Organe sind also dominant, andere wiederum haben zu wenig Energie.

Zur Konstitution lassen sich meist auch emotionale Parallelen feststellen: Eine überhitzte Leber gehört meistens einem cholerischen Menschen, ein Herz unter Druck einem Ungeduldigen. Die Schwachstellen in der Konstitution könnte man als Ventile oder Notanker bezeichnen, die uns zeigen, was wir noch zu lernen haben und was verändert werden will. Es kann daher nicht Sinn Ihrer Übungen sein, Ihre konstitutionellen Vorgaben völlig zu verändern. Jedoch ist es möglich, dass im Laufe des Lebens und der Persönlichkeitsentwicklung einige Schwachpunkte nicht mehr nötig sind und sich im Übungsprozess auflösen.

Eine schwache Konstitution in der Lunge verursacht oft eine Fehlstellung der Brustwirbelsäule. Menschen mit dieser Neigung haben manchmal einen unterentwickelten Brustkorb, oder das Brustbein ist nach innen gezogen. Sie sehen gebeugt aus.

Nein zu sagen ist schwierig, und das Gefühl, ausgenutzt zu werden oder ohnmächtig zu sein, führt zu Depressionen. Als Organe sind Dickdarm und Haut mit dieser Charakterdisposition verbunden, sodass sich oft auch dort Symptome entwickeln.

Sind die Nieren zu schwach, so fühlt man sich leicht überfordert, denn die Nieren brauchen Ruhe. Sie sind energetisch mit den Ohren verbunden, und unsere Zeit ist voller Lärm. Stress und Angst, das Leben nicht zu meistern, tragen dazu bei, dass oft die Ohren erste Symptome zeigen: Hörstürze (Ohrinfarkt) und Tinnitus (Ohrgeräusche) sind gerade auch bei jüngeren Menschen heutzutage weit verbreitet. Die Nieren hängen auch mit den Knochen, den Haaren und den Sexualorganen zusammen; wenn also dort gesundheitliche Probleme auftreten, ist es wichtig, neben der medizinischen Hilfe auch energetisch etwas für die Nieren zu tun. Äußere Stille allein genügt nicht, aber innere Ruhe und eine bewusste Auszeit von Gedanken und Leistungsdruck können die Nieren stärken.

Bei einer Unausgewogenheit der Leber liegt meist ein Energieüberschuss oder aber ein Energiestau vor. Die Tendenz zum Ärger ist dann groß. Frauen unterdrücken ihren Ärger eher als Männer, was häufig zu Problemen mit der Gallenblase führt; der Überdruck in der Leber kann aber auch Krampfadern und Hämorriden begünstigen. Mit der Leber hängen die Augen zusammen. Beiden, Leber und Augen, tut es gut, wenn Sie grünes Gemüse oder grünen Salat essen und oft im Wald spazieren gehen. Auch Muskeln und Sehnen sind mit der Leber gekoppelt; da im Frühling die meiste Holzenergie zur Verfügung steht, wäre es also günstig, zu dieser Zeit gezielt den Muskelaufbau und die Geschmeidigkeit zu trainieren.

Ein konstitutionelles Problem am Herz kann eine Überhitzung sein; diese wird oft durch eine unausgeglichene Leberenergie begünstigt. Die Ungeduld und Nervosität ist dann groß, dieser Mensch verbreitet Hektik. Überhastetes Sprechen und eine sehr rote Zunge sind Anzeichen für eine Überhitzung. Das Herz (Feuer) und die Nieren (Wasser) haben gegensätzliche Energien und balancieren sich dadurch aus. Sind die Nieren jedoch schwach, so können sie das Feuer nicht mehr bändigen, und es entsteht eine Überhitzung im Herzen. Wenn umgekehrt das Herz nicht die volle Leistung bringen kann, so bekommen die Nieren Probleme mit dem Wasser, und es bilden sich Wasseransammlungen im ganzen Körper. Es ist daher wichtig, immer an der Harmonisierung beider Energien zu arbeiten.

Die Milz nimmt in diesem Elementekreis eine Sonderstellung ein, denn sie vermittelt zwischen den Organen und verteilt die vorhandenen Energien. Bei einer Schwäche der Milz hadert man oftmals mit dem Leben: Es fehlt das Gefühl, zu Hause zu sein auf der Erde. Wenn man aber bedenkt, wie oft Sorgen unnötig sind, weil man ohnehin nicht voraussehen und ändern kann, was geschehen wird, so lernt man aus Problemen an der Milz, in der Gegenwart zu leben. Bauchspeicheldrüse und Magen stehen im engen Zusammenhang mit der Milz und reagieren ebenfalls stark auf Sorgen und Grübeleien. Wer also ein »Sorgentyp« ist, sollte diese Organe mit Kürbis, Hirse und Getreide stärken. Die größte Verdauungskraft hat der Magen morgens zwischen sieben und neun Uhr, sodass sich also ein kräftiges Frühstück empfiehlt. Am schlechtesten arbeitet der Magen abends zwischen 19 und 21 Uhr, deshalb ist es günstiger, die letzte Mahlzeit davor zu sich nehmen.

Übung: Organmeditation

Sorgen Sie zunächst dafür, dass Sie eine halbe Stunde ungestört sind. Um Geräusche von draußen zu übertönen und eine angenehme Atmosphäre zu erzeugen, können Sie Entspannungsmusik oder eine CD mit Naturgeräuschen laufen lassen. Wichtig ist jedoch, dass Sie diese Übung auch ohne Musik durchzuführen lernen – dadurch werden Sie unabhängiger von äußeren Gegebenheiten, außerdem ist der Kontakt zu Ihren Organen intensiver. Geübt werden kann im Liegen, Sitzen oder Stehen, wobei das Liegen für den Einstieg am geeignetsten ist. Wenn Sie allerdings sehr müde sind, garantiert die sitzende Position, dass Sie nicht einschlafen.

- Legen Sie die Hände in Nabelhöhe auf den Bauch. Atmen Sie tief in die Bauchhöhle ein, sodass sich der Bauch hebt; atmen Sie dann langsam wieder aus, sodass sich der Bauch senkt. Achten Sie auf Ihre Atmung und spüren Sie Ihre Hände auf dem Bauch. Sie beginnen sich zu zentrieren. Bündeln Sie die volle Aufmerksamkeit in die Atmung und die Berührung der Hände. Sind die Hände warm, so lassen Sie die Wärme tief eindringen in Ihren Kraftpunkt.
- Nehmen Sie nun das zentrierte Gefühl mit und legen Sie Ihre Hände auf den Brustkorb. Spüren Sie Ihre Lunge beim Atmen. Sie beginnen,

Ihrer Lunge zuzulächeln, als wäre sie eine liebe Freundin, die Sie schon lange nicht mehr gesehen haben. Suchen Sie in Ihren Erinnerungen ein schönes Bild von hohen Bergen mit Schneegipfeln. Wenn Sie möchten, stellen Sie sich auf einen Gipfel und genießen die klare, kühle Bergluft. Das Weiß des Schnees hat genau die richtige Frequenz, um die Lunge zu balancieren. Atmen Sie dieses Weiß in die Lunge ein und lächeln Sie dazu. Alles Dunkle, alle Umweltgifte und Belastungen werden durch das Lächeln und das weiße Licht langsam aufgelöst. Die Schwingung von Traurigkeit und Depression verwandelt sich durch diese Tröstung in neuen Mut. Erinnern Sie sich an die Kraft der Berge und malen Sie Ihr eigenes Bild aus. Das Erz in den Bergen entspricht dem Metallelement der Lunge. Wenn Sie die Lunge verlassen möchten, bedanken Sie sich nochmals bei ihr. Sie atmet schließlich schon ihr ganzes Leben lang für Sie.

- Legen Sie die Hände nun auf Höhe der Nieren, entweder vorn rechts und links unter den Rippenbogen oder direkt auf den Rücken. Spüren Sie dorthin und suchen Sie den Kontakt mit Ihren Nieren. Nehmen Sie eine schöne Erinnerung an Wasser, vielleicht an das Meer oder einen See. Erinnern Sie sich daran, wie sich das Wasser anfühlt, wie es Sie erfrischen kann und wie es reinigt. Malen Sie sich ein wunderschönes Blau aus. Stellen Sie sich vor, dass Sie dieses Blau in Ihre Nieren einatmen. Mit dem inneren Lächeln und der Erinnerung an Wasser verschwinden dunkle Wolken aus den Nieren. Die Schwingung von Angst und Druck verwandelt sich zurück in Ruhe und Sanftheit. Genießen Sie diese Frische und Klarheit. Bevor Sie die Nieren verlassen, bedanken Sie sich auch bei ihnen.
- Legen Sie nun die Hände auf den rechten Rippenbogen und die Mitte und umfassen Sie so die Leber. Stellen Sie sich einen Spaziergang im Frühlingswald vor: Die neuen Blätter sind gerade hervorgekommen, und die Kraft der Pflanzen ist deutlich zu spüren. Alles wächst und erneuert sich. Erinnern Sie sich an den Geruch von Holz, an die Energie des Frühlings. Atmen Sie sie ein, zusammen mit dem Frühlingsgrün und dem Lächeln, und lassen Sie dunkle Wolken in der Leber verschwinden. Die Schwingungen von Wut, Ärger, Neid und Eifersucht verändern sich in Freundlichkeit. Bedanken Sie sich vor dem Verlassen auch hier ganz herzlich.

- Legen Sie nun die Hände auf Ihr Herz. Spüren Sie sein Pulsieren und lächeln Sie ihm zu. Das Herz liebt die Sonne und den Sommer. Malen Sie sich einen Sonnenuntergang im Sommer aus. Die Sonne gibt noch Wärme ab, und der Himmel leuchtet in einem wunderschönen Rot. Das Abendrot der Sonne hat genau die richtige Schwingung, um das Herz zu balancieren. Erinnern Sie sich an die romantische Stimmung und lösen Sie dunkle Wolken in Ihrem Herzen damit auf. Ungeduld, Lieblosigkeit und Stress verwandeln sich in Freude, Glück und Liebe. Ihr Herz hat heute hunderttausend Mal geschlagen und verdient ein Dankeschön.
- Zuletzt legen Sie die Hände auf den linken Rippenbogen und die Mitte und umfassen damit die Milz, die Bauchspeicheldrüse und den Magen. Erinnern Sie sich an einen schönen Spätsommertag. Die Strahlen der Sonne sind golden, ebenso das Laub. Es ist Erntezeit, die Erde beschenkt uns mit ihren Gaben. Holen Sie sich dieses goldene Licht in die drei Organe und lassen Sie die bedrückenden Wolken aus Sorgen, Grübeln und Zukunftsängsten sich auflösen. Die Botschaft der Milz lautet: Genieße jeden Augenblick, sei präsent in der Gegenwart, sei offen. Auch bei der Milz bedanken Sie sich, bevor Sie sie verlassen.
- Zum Abschluss kehren Sie in Ihren Kraftpunkt in der Mitte des Unterbauchs zurück. Spüren Sie dorthin und lächeln Sie auch hier hinein. Sie können sich eine innere Sonne vorstellen, die mit ihren Strahlen alles Dunkle vertreibt. Bedanken Sie sich damit bei all Ihren Zellen für diesen Tag.

WIE LÄSST SICH ENERGIE TANKEN?

Unser gesamtes Körpersystem benötigt ständig Energie, denn alle Stoffwechsel- und auch Denkvorgänge verbrauchen Ressourcen. Es ist eine Binsenweisheit, dass man nicht immer nur ausgeben kann, sondern auch irgendwann wieder auftanken muss; dies geschieht im Normalfall im Schlaf. Haben wir jedoch Probleme gewälzt oder viel geträumt, so wachen wir morgens auf und fühlen uns wie gerädert. Es liegt also nahe, dass in der Tiefschlafphase am meisten aufgetankt wird: Der Geist ist dann ruhig und zentriert auf den Körper. Die Tiefschlafphasen sind zwar im Vergleich zur Schlafdauer sehr kurz (etwa 16 Minuten pro Nacht bei einem 35-Jährigen), dennoch kann der Körper innerhalb dieser kurzen Zeitspanne genug Chi für den nächsten Tag erzeugen.

Jeder spirituelle Übungsweg arbeitet mit einem leeren Geist und lehrt als Erstes, alle Gedanken loszulassen, um den Zustand der Stille und des puren Seins zu erreichen. Dort geschieht auf Energieebene (unter anderem) genau dasselbe wie in der Tiefschlafphase. Gerät man also während des Tages durch Übungen nur für eine oder zwei Minuten in diesen Zustand, so bedeutet das für das Energiesystem einen großen Kaftzuwachs – und man lernt, bewusst und aktiv diese Vorgänge zu steuern und therapeutisch Energieverluste auszugleichen. Auf diese Art und Weise können alle »Leerzeiten« in unserem Leben, also Warte-, Reise- und Fahrtzeiten, mit zunehmender Übungspraxis zu »Energietankstellen« werden und so wird diese »verlorene Zeit« zu einer wichtigen Phase im Tagesablauf.

Wohin wir auch unseren Geist lenken – sei es in Projekte, in Tagträume oder Gedanken –, dorthin folgt auch unsere Lebenskraft. Liegt der Fokus außerhalb unseres Körpers, so vermindert sich unsere Energie, da sie ja nach außen geht. Umgekehrt verbleibt die Energie im Körper, wenn wir uns geistig bündeln und auch der Fokus im Körper liegt.

Auch auf Energieebene gibt es Anziehungskräfte: So sind verdichtete, gebündelte und starke Energiefelder im menschlichen Körper in der Lage, äußere Energien anzuziehen; ruht der Geist in diesen Feldern, so beginnen sie, ähnlich Magneten, Energie aus der Natur anzuziehen – das Energieniveau steigt mit jeder Sekunde dieser Bündelung. Je weniger Blockaden (beispielsweise körperliche Verspannungen und Fehlhaltungen) vorhanden sind, desto mehr Energie kann ein Körper auf Dauer behalten.

Die geistige Einstellung

Beim Training gibt es viele Methoden zur Motivation. Die meisten davon führen weg von der augenblicklichen Situation und versprechen Belohnung in der Zukunft: »Nur noch bis dahin durchhalten, dann wird es leichter«, »Noch etwas mehr schwitzen und Kalorien verbrennen, dann bin ich schön schlank« und so weiter. Das Training wird Mittel zum Zweck, und die Leistungsfähigkeit bestimmt das Selbstwertgefühl.

Unsere Gesellschaft definiert sich über Leistung – nicht nur im Beruf, sondern auch in der Freizeit. Es wird versucht, den Stress des Alltags mit noch mehr Leistungsdruck in der Freizeit zu kompensieren.

Doch ein solcher selbst auferlegter Druck führt nicht zu Harmonie, sondern entfernt uns immer mehr von unserer Mitte. Wer etwa im Fitnessstudio mit starrem Blick auf den unablässig lärmenden Fernseher trainiert, kann nicht bei sich sein, sondern ist eigentlich völlig aus seinem Körper herausgetreten. Doch sollte die Beschäftigung mit dem Körper nicht vielmehr einen Ausgleich zum Alltag bilden, bewusst erlebt werden und die Lebensfreude fördern? Dabei haben wir nämlich die Chance, unseren Körper zu spüren, dieses Wunderwerk von Milliarden von Zellen, und uns mit uns selbst zu beschäftigen. Unsere Freizeit sollte uns zu kostbar sein, um auch sie mit äußeren Zielen zu vergeuden.

Vergessen Sie also beim Chi-Moving jeglichen Leistungsgedanken. In jedem System, das auf energetischer Ebene arbeitet, ist allein wichtig, wie das Individuum sich fühlt. Es geht nicht darum, einen Trainingsplan zu erfüllen – schon gar nicht, wenn man keine Lust dazu hat. Wenn Sie etwa Qi Gong üben und sich dazu quälen, noch länger durchzuhalten, wird die dabei gewonnene Energie dennoch nicht dazu beitragen, dass Sie sich wohler oder ausbalanciert fühlen.

Trainieren Sie also lieber nur so lange, wie es Ihnen ein Wohlgefühl bereitet, und weichen Sie nicht mit dem Geist in die Zukunft aus mit dem Gedanken, wie gut Sie sich nachher fühlen werden. Bleiben Sie jede Sekunde in der Gegenwart und erleben Sie genau, was Sie tun – denn wir haben nur die Gegenwart, um zu agieren. Sammeln Sie schöne Augenblicke wie Andenken und bündeln Sie sich ins Hier und Jetzt. Sie werden feststellen, dass Sie mit dieser positiven Erfahrung beim Üben viel leichter die nötige Motivation finden werden. Wenn es Ihnen gut geht, ziehen Sie auch wieder positive Energien an – das Wohlgefühl wird sich verstärken.

Der innere Kraftpunkt

Das Hier und Jetzt ist Ihr Kraftpunkt – der Ort, an dem Sie wieder aufladen können. Wenn Sie Körper, Geist und Seele in die Gegenwart und in den Körper bündeln, sind Sie angeschlossen an die Kräfte der Natur. So steht ein unerschöpflicher Vorrat an Energie für Sie bereit. Die einzige Hürde, die es zu nehmen gilt, ist der abschweifende Geist. Deshalb lehren viele spirituelle Wege, den Geist zu leeren oder auf einen Punkt zu bündeln: Jede Sekunde der Bündelung bringt einen deutlichen Energiezuwachs.

Also üben Sie Qi Gong oder T'ai Chi so lange, wie Sie sich gut fühlen. Joggen und spüren Sie, wie gut es Ihnen damit geht. Wird es zu anstrengend, so gönnen Sie sich eine Pause oder hören Sie auf. Sie bauen mit dieser Geisteshaltung harmonische und gesunde Energien auf, die Sie in Ihre Mitte zurückführen.

Erste Energieübung

Sie sitzen oder liegen entspannt. Atmen Sie tief in den Bauch hinein und verfolgen Sie lächelnd die Atmung. Der Bauch hebt sich beim Einatmen und senkt sich beim Ausatmen. Sie berühren leicht mit einem Finger Ihren Bauchnabel und beginnen eine Kreisbewegung um den Nabel. Spüren Sie Ihrem Finger nach, wie er um Ihren Nabel fährt, und richten Sie Ihre Aufmerksamkeit ganz auf diese Berührung.

Wann immer die Gedanken abschweifen, kehren Sie, sobald Sie es bemerken, wieder zum Fühlen zurück. Sie werden feststellen, dass mit zunehmender Übung der Geist immer länger und deutlicher an dieser Stelle Ihres Körpers bleiben kann. Oft wird es spürbar durch eine Zunahme von Wärme. Es ist aber nicht unbedingt wichtig, dass Sie dabei etwas Besonderes wahrnehmen; wichtiger ist es, den Geist dahin zu bringen, dass er sich für eine gewisse Zeit auf eine Sache hin bündeln kann.

Sie beenden diese Übung, indem Sie sich noch einmal ganz bewusst das Gefühl einprägen: Wie fühlt sich mein Finger auf dem Bauch an?

Zweite Energieübung

Sie beginnen wie bei der ersten Übung. Nachdem Sie das Kreisen des Fingers einige Zeit achtsam verfolgt haben, lassen Sie die Hände auf dem Bauchnabel ruhen. Beide Hände befinden sich genau übereinander über dem Nabel. In der Mitte des Handtellers befindet sich ein großes Energiezentrum: So übereinander gelegt, strahlen beide Zentren der Hände direkt in den Bauchnabel.

Verfolgen Sie weiterhin die Atmung, spüren Sie die Berührung der Hand und lassen Sie die Wärme der Hände in den Bauch eindringen.

Während die Wärme in Ihren Bauch sinkt, entsteht ein warmes Gefühl am Nabel. Durch diese Übung wird das Energiezentrum des Nabels geöffnet. Gelingt Ihnen die Übung bis hierher ohne Mühe, so lassen Sie die Wärme weiter in den Bauch eindringen, bis zur Mitte zwischen Bauchdecke und Wirbelsäule. Hier in der Mitte des Unterbauchs befindet sich das untere Dan Tien, der Ort der Energieerzeugung für Vitalität und Lebenskraft. Das ist Ihr Kraftpunkt. Stellen Sie sich vor, wie sich die Wärme in einem Ball dort sammelt, oder visualisieren Sie eine innere Sonne, die zu leuchten beginnt. Aber auch jedes andere Bild, das Ihnen passend erscheint, kann in Ihnen aufsteigen.

Ruhen Sie in diesem Punkt, fühlen Sie dorthin und merken Sie sich auch dieses Gefühl sehr gut.

Dritte Energieübung

Aufbauend auf der vorherigen Übung atmen Sie jetzt in die Lunge ein und lenken beim Ausatmen das Chi der Atmung nach unten ins untere Dan Tien. Stellen Sie sich vor, dass die Kohlen in Ihrem Chi-Ofen gerade noch glimmen, und beginnen Sie, beim Ausatmen wie mit einem Blasebalg hineinzupusten.

Jede Ausatmung verstärkt das Gefühl, dass die inneren Kohlen wieder angefeuert werden und Wärme und Licht abgeben. Jedes Ausatmen in die Mitte wird Ihr Energieniveau anheben; die Taoisten nennen diese Übung »Den inneren Ofen anfeuern«. Wenn Sie eine angenehme Wärme im Bauch erzeugt haben, hören Sie auf und beobachten nur noch. Diese Yin-Phase lässt die gewonnenen Energien zur Ruhe kommen, und der Körper beginnt wie in einem energetischen Verdauungsvorgang, sie der eigenen Energieform anzupassen. So verdaute Energie wird bei Ihnen verbleiben; ohne diese Ruhephase wird Sie die aufgenommene Yang-Energie hingegen zur Aktivität antreiben.

Vor dem Einschlafen

Da viel Energie wiederum viel Energie anzieht, ist es wichtig, nicht völlig erschöpft zu Bett zu gehen: Ist der vom Tag verbliebene Chi-Vorrat also nur sehr klein, so zieht der Körper im Schlaf auch weniger Kräfte von außen an. In diesem Zustand ist es ratsam, durch eine kurze Meditation im Kraftpunkt den Startvorrat an Chi zu erhöhen. Danach ist der Körper optimal auf die Energieerzeugung eingestellt.

Dies ist auch eine sehr wirksame Maßnahme bei Einschlafstörungen. Während man sich darüber ärgert, nicht ein- oder weiterschlafen zu können, wird man immer aufgedrehter, und der Schlaf rückt in weite Ferne. Diese verschwendete Zeit können Sie mit Hilfe dieser Energieübungen ganz einfach zu einer energetischen Auftankzeit machen. Sie werden sehen, dass die Bündelung der Energie im Bauch auch den schönen Nebeneffekt hat, dass die Gedanken sich beruhigen: Sie schlafen völlig »unbemerkt« ein.

Die Energiespirale

Jeder Körper hat sich auf ein bestimmtes Energieniveau eingespielt. Für die jeweilige Person ist das der Normalzustand – ein Gleichgewicht zwischen der zur Verfügung stehenden Energie, der Arbeitsbelastung, den Emotionen und dem Gesundheitszustand. Oft liegt dieser Normalzustand unter der für den Körper optimalen Energiemenge.

Das Energieniveau kann durch Chi-Moving, T'ai Chi, Qi Gong und Meditation erhöht werden. Der Körper hat dann plötzlich mehr Energie zur Verfügung, die er dazu nutzt, um bestimmte Arbeiten, die mangels Energie »liegen geblieben« sind, zu erledigen. Dazu gehört die Bekämpfung von Krankheiten und die Bereinigung von Emotionen.

Energie gegen Krankheiten

Steht dem Körper im Moment des Kontakts mit Krankheitserregern nicht genug Energie zur Verfügung, so kann er diese nicht endgültig bekämpfen: Das Immunsystem muss sie im Körper dulden, ohne sie eliminieren zu können. Wird das Immunsystem nun weiter geschwächt, so können die Erreger aktiv werden und den Körper »überfallen« – die Krankheit bricht aus.

Der Körper kann sich dann um die Bereinigung der Erreger kümmern, sobald er über ein Mehr an Energie verfügt. Es kommt auch hier zu Krankheitssymptomen, aber entgegen dem oben genannten Ausbruch im geschwächten Zustand können die krank machenden Eindringlinge endgültig und relativ schnell besiegt werden. Eine gute Konstitution erkennt man also daran, dass der Körper schnell und stark auf Erreger reagiert. Besonders bei Kindern ist diese Fähigkeit ausgeprägt: Sie bekommen schnell hohes Fieber, da sie viel Chi haben, sind aber nach kurzer Zeit wieder völlig gesund. Ähnlich ist auch das Auftreten von Symptomen nach längerer Übungsdauer also nichts Negatives, sondern zeigt, dass die Methode wirkt.

Es geht schließlich nicht darum, nie mehr krank zu werden! Krankheiten sind vielmehr Reinigungsprozesse und helfen dem Immunsystem, sich ständig neu zu trainieren. Es wäre fatal, Krankheiten auf Dauer zu unterdrücken. Ein alter Spruch aus China drückt es so aus: »Eine Krankheit – langes Leben, keine Krankheit – kurzes Leben.«

Wer seine Schwachstellen kennt, wird mehr auf sich achten als jemand, der sich für unverwundbar hält. Das geht nämlich nur so lange gut, wie genug Energie zur Kompensation vorhanden ist. Nimmt sie jedoch ab, können ernste Krankheiten entstehen.

Energie gegen behindernde Gefühle

Jeder Mensch steckt voller Gefühle, die man als angenehm oder belastend empfindet. Alle Emotionen einer Person machen ihre Persönlichkeit aus. Aus einem übergeordneten Blickwinkel heraus betrachtet gibt es keine »guten« und »schlechten« Emotionen: Beide lehren uns wie gute Freunde mehr über uns, besonders die so genannten negativen Emotionen. Trägt etwa jemand eine latente Traurigkeit in sich und erhöht das Energieniveau, so wird diese Traurigkeit sichtbar und fühlbar und lässt sich nicht länger unterdrücken; sie will nun endlich ernst genommen werden.

Emotionen sind im Körper oft abgespeichert in Form von Verspannungen, Fehlhaltungen und Übersäuerung. Energie verstärkt alles, was sie vorfindet: Was vorher nicht sichtbar war, wird dabei an die Oberfläche kommen. So wird es möglich, alte Emotionen zu erkennen, anzunehmen und zu verarbeiten. Nun kann man sich endgültig von solchen Energieräubern verabschieden. Werden die Energieübungen sanft und ohne Leistungsdruck oder Ehrgeiz durchgeführt, so wird der Körper nur so viel an »Emotionsaltlasten« zur Verarbeitung freigeben, wie man zu diesem Zeitpunkt verdauen kann. Es ist daher sehr wichtig, ohne falsches Ego und falsche Zielvorstellungen zu trainieren.

Der Reinigungszyklus

Der Körper verbraucht das Mehrangebot an Energie, um Krankheiten zu bekämpfen und Emotionen zu bereinigen. Ist diese Arbeit getan, so kann er dauerhaft das neue Energieniveau halten. Übt man weiter und erhöht dadurch das Energieniveau stetig, so beginnt der körperliche und emotionale Reinigungsprozess von neuem. Das geschieht so lange, bis ein gesundes Energieniveau erreicht wird und sich Körper und Geist in optimaler Form befinden. Diese Art der Energiearbeit ist eine Methode, mit der das eigene Potenzial voll ausgeschöpft werden kann – ein Weg zur Persönlichkeitsentwicklung.

Mentales Training

Im Sport wie im Berufsleben hängt der Erfolg oft nicht nur vom Können ab, sondern auch davon, ob im entscheidenden Augenblick dieses Können verfügbar ist. Viele Sportarten werden im Kopf entschieden, denn es geht um die Frage: Welcher Spieler hat die besseren Nerven?

Es gibt Menschen, die in entspannter Atmosphäre sehr gute Leistungen erbringen (beispielsweise im Training), in der Stresssituation (Wettkampf) dagegen klappt nichts mehr. Die Gründe für dieses Phänomen sind vielfältig: Dahinter können beispielsweise Angst, Selbstzweifel und Nervosität, Defizite in der Integration beider Gehirnhälften oder mangelnde Konzentration stehen.

Eine mental starke Person dagegen reagiert im Moment optimal, ist entschlossen und handlungsstark, kann aber auch geduldig sein und trifft eigene Entscheidungen. All diese Attribute lassen sich auf eine Grundkomponente zurückführen: Eine mental starke Person ist gebündelt und präsent im Hier und Jetzt.

Ziele und Erwartungen

Erfolge sind in unserer Leistungsgesellschaft gern gesehen; das gilt im Beruf genauso wie im Privatleben. Aber was bewirkt das Streben, wenn man die energetischen Gesetze betrachtet?

Der Geist definiert ein Ziel, auf das er zustrebt. »Ich möchte, dass durch die Übungen meine Rückenschmerzen abnehmen«, könnte ein Ziel heißen. Das zu erreichende Ereignis liegt damit in der Zukunft; der Geist wird sich beim Üben also mit der Zukunft beschäftigen. Das ist nicht weiter schlimm und eher der Normalzustand unseres Alltags – es bedeutet allerdings, dass man nicht an den Kraftpunkt angeschlossen ist. Der energetische Kraftpunkt existiert nämlich nur in der Gegenwart.

Präsenz im Hier und Jetzt

Sicherlich spricht nichts dagegen, sich Ziele zu setzen; doch wir können nur in der Gegenwart agieren: Weder Vergangenheit noch Zukunft lassen sich verändern, allein in der Gegenwart können wir die Weichen für unsere Zukunft stellen.

Befindet man sich gebündelt in der Gegenwart – also ohne Erwartungen und »Leistungsvorgaben« –, so gibt es kein Grübeln über Fehler und die Zukunft. Man ist in einem bewertungsfreien Raum und kann so die vielen Möglichkeiten des Augenblicks wahrnehmen. Fokussiert der Geist aber schon bestimmte Aktionen oder Ereignisse, die noch nicht eingetreten sind, so verliert sich der Blick für die Vielfalt der Lösungsvarianten. Die Gedanken ziehen den Geist ständig aus seiner Mitte. Für das Energiesystem bedeutet das Energieverschwendung, denn auftanken kann der Körper nur bei geistiger Ruhe und Bündelung.

Die taoistische Philosophie hat den Begriff Wu Wei geprägt, was so viel bedeutet wie absichtsloses Handeln oder Nichteingreifen in den natürlichen Fluss der Dinge. Es geht dabei um ein Handeln beziehungsweise Nichthandeln aus der Präsenz des Augenblicks, der Intuition, dem Bauchwissen heraus. Der Mensch befindet sich dann an seinem Kraftpunkt und ist im Einklang mit der Natur, sich selbst und dem Universum.

Das bedeutet wiederum nicht, dass man nicht mehr lernen und üben müsste: Schließlich handeln wir aus der Summe unserer Erfahrungen und unseres Wissens heraus. Doch es gibt dennoch große Unterschiede zwischen dem Anfänger und dem Meister. Der Anfänger macht sich Gedanken, wie etwas getan werden sollte, hat vielleicht Angst, es nicht zu können, und braucht viele Anläufe. Der Meister hingegen tut es einfach, ohne nachzudenken, fast spielerisch.

Einem Tennisspieler hilft es beispielsweise bei einem wichtigen Match nicht, an den soeben verschlagenen Ball zu denken; ebenso unwichtig ist es aber auch für ihn, die nächsten Spielzüge vorwegzunehmen – denn wenn er den Ball im Moment nicht trifft, nützt ihm auch der geplante gute Spielzug nichts.

Genauso kann man lernen, in wichtigen Situationen auf das innere Wissen zu vertrauen und sich ganz in den Augenblick zu begeben, um dann aus der Präsenz heraus zu agieren oder zu ruhen. So werden die bisher als stressig erfahrenen Ereignisse ohne Kraftverlust gemeistert.

Wahres Wissen

Es gibt zahllose wunderbare Gedankengebäude und Philosophien, die bei der Lektüre völlig einleuchten und begeistern; doch wenn es an die praktische Umsetzung geht, steht man schnell ratlos vor der Frage, wie das denn funktionieren soll. »Wahres Wissen« hingegen ist etwas ganz anderes: Es existiert nicht nur auf geistiger Ebene, sondern hat immer auch eine körperliche Entsprechung – nämlich in der Einheit von Körper und Gedanken. Wurde dieses Wissen umgesetzt in den Körper, so verändert sich auch die Energie und die Persönlichkeit, Geduld und Nachgiebigkeit z.B. lassen den Körper geschmeidig und beweglich werden. Bleibt es hingegen bei einem reinen »Kopfwissen«, so wirkt die betreffende Person vergeistigt und kopflastig, der Körper scheint vernachlässigt.

Übungen zur körperlichen Zentrierung

Die Zentrierung verändern

Diese Übung dient dazu, auf ganz einfache Weise eine körperliche Zentrierung spürbar zu machen. Sie stehen mit leicht geöffneten Beinen entspannt da; Sie müssen nichts tun oder denken. Ihr Partner drückt leicht mit der Hand gegen Ihr Brustbein und testet, wie viel Kraft aufgewendet werden müsste, um Sie aus dem Gleichgewicht zu bringen. Versuchen Sie nicht, sich dagegen zu wehren! Ihr Partner merkt sich den benötigten Druck.

Dann bewegen Sie sich sehr langsam und bewusst auf die Zehenspitzen und wieder zurück auf die ganze Sohle. Wiederholen Sie das vier- bis sechsmal. Wenn Sie wieder auf der ganzen Sohle stehen, testet Ihr Partner, wie viel Kraft er nun aufwenden müsste, um Sie aus dem Gleichgewicht zu bringen. Sie werden einen deutlichen Zuwachs an Stabilität spüren.

Durch die Verkleinerung der Standfläche beim Anheben der Fersen muss der Körper den Schwerpunkt und die Ebene der Aufmerksamkeit absenken. Normalerweise befindet sich die »Hauptaufmerksamkeit« im Kopf, was eine Instabilität im Körper zur Folge hat. Nach mehrmaligem Wippen auf die Zehenspitzen zentriert sich der Körper automatisch in den Unterbauchbereich.

Schlafender Flamingo (Abbildung 18)

Verlagern Sie das Gewicht bei gebeugter Hüfte auf das leicht angewinkelte Standbein und heben Sie das andere Bein vom Boden ab. Haben Sie das Gleichgewicht gefunden, so schließen Sie die Augen. Sie werden dabei einen deutlichen Unterschied in der Stabilität feststellen. Nach einiger Zeit wechseln Sie das Standbein.

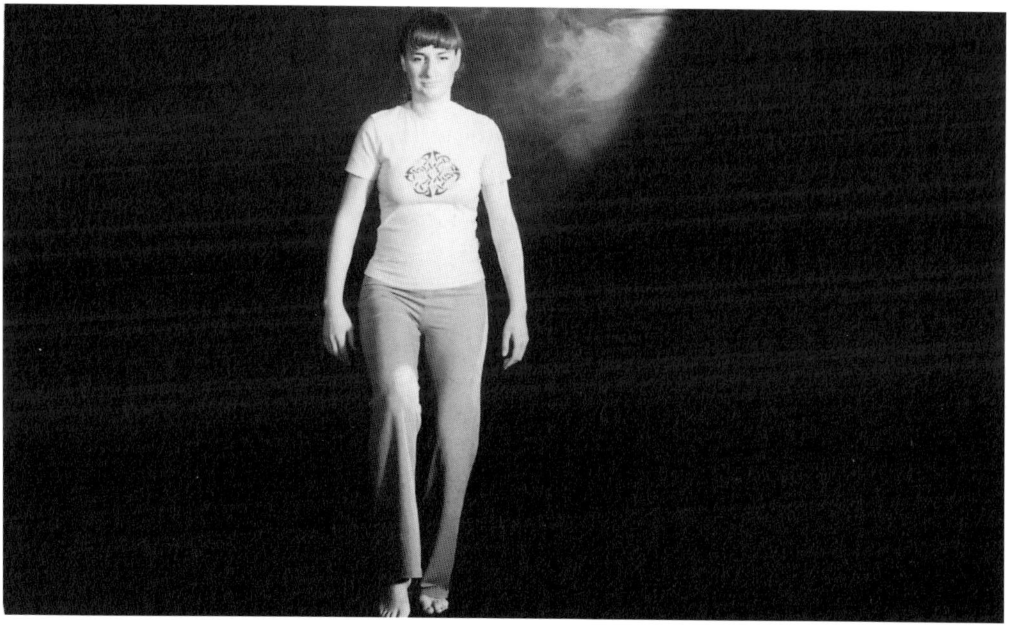

18. Schlafender Flamingo: Schultern und Hüften stehen in einer Linie übereinander, der Oberkörper ist aufgerichtet.

Das Balancehalten wird durch das Schließen der Augen erschwert – obwohl sich die Gleichgewichtsorgane ja im Ohr befinden. Diese Übung trainiert die Muskulatur des Fußes und der Beine: Sie müssen sich in die Beine und den Unterbauch bündeln, um nicht zu schwanken. Damit schulen Sie Ihr Körpergefühl: Das Gleichgewicht ist in jedem Alter trainierbar und gerade für ältere Menschen ungeheuer wichtig.

Anschleichende Katze (Abbildung 19–20)

Sie beginnen mit dem Reiterstand (siehe Seite 35). Die Füße stehen schulterbreit auseinander, Beine und Hüften sind leicht gebeugt. Aus dieser Position verlagern Sie das Gewicht langsam auf ein Bein. Haben Sie dort wirklich das gesamte Körpergewicht aufgenommen, so heben Sie – ohne dass sich dabei der Oberkörper bewegt – das andere Bein vom Boden ab. Es darf dabei kein Hohlkreuz entstehen – der Oberkörper bleibt von der Beinbewegung völlig unberührt. Vorsichtig setzen Sie die Ferse mit einem kleinen Schritt nach vorn auf und rollen den Fuß ganz auf den Boden ab, verlagern Sie das Gewicht aber noch nicht: Sie könnten also den Schritt zurücknehmen, ohne dass man es im Oberkörper sehen würde. Erst wenn die Fußsohle ganz auf dem Boden aufliegt, wird das Gewicht sehr langsam verlagert. Hat dieses Bein Ihr Gewicht vollständig übernommen, so machen Sie den nächsten Schritt. Nach vorn setzen Sie zuerst die Ferse auf, nach hinten zuerst den Zehenbereich.

Ziel ist es, gleichmäßig und fließend, aber sehr langsam zu gehen. Die Beine bleiben dauerhaft gebeugt, die Wirbelsäule ist aufgerichtet. Sie sollten stets darauf achten, dass die Phasen, in denen beide Füße auf dem Boden sind, gleich lange dauern wie die Phasen mit einem Bein in der Luft. So schleichen Sie wie eine Katze – geräuschlos und geschmeidig.

Diese Art der Fortbewegung schult die Koordination der Beinmuskulatur und ist trotz ihrer scheinbaren Leichtigkeit sehr anspruchsvoll. Je fließender die Bewegung gelingt, umso mehr zentrieren sich Körper und Geist. Fortgeschrittene können die Arme in gleichmäßigen Bewegungen mitfüh-

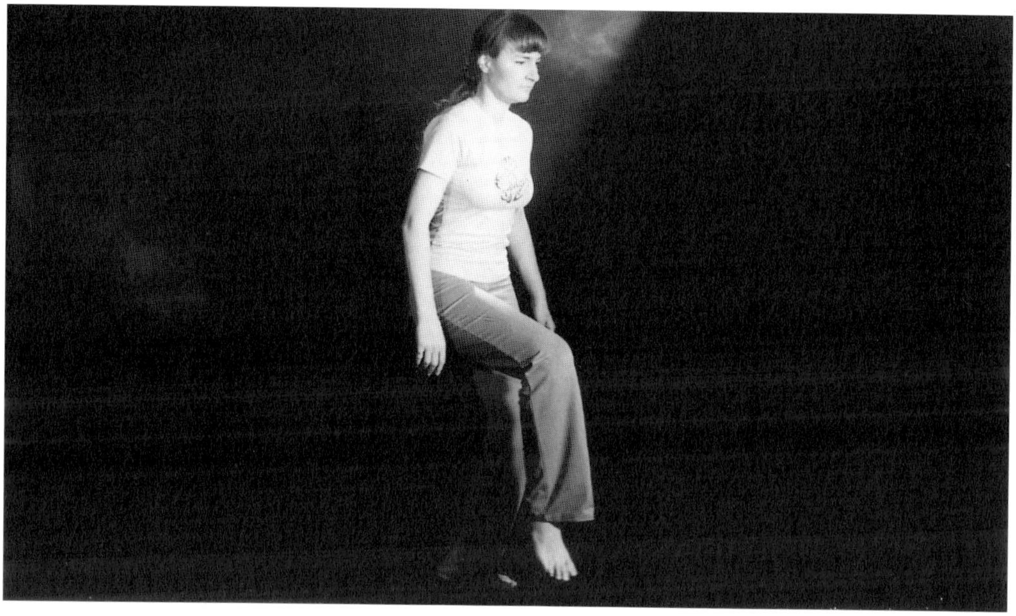

19. Anschleichende Katze: Das Standbein bleibt gebeugt, das freie Bein ist angezogen und stark gebeugt, der Fuß hängt entspannt herab.

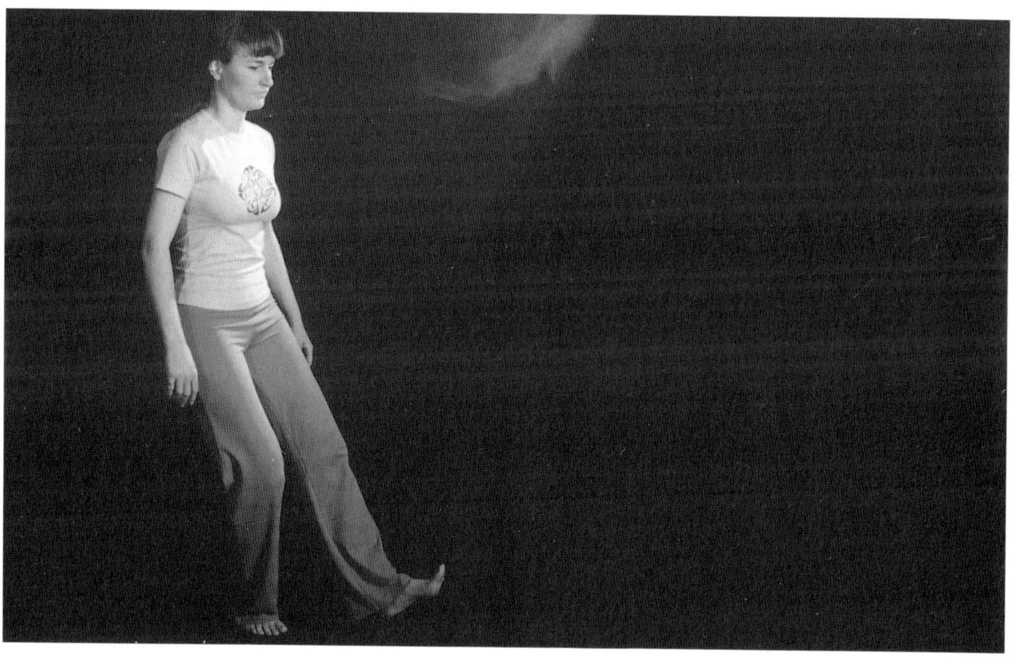

20. Der freie Fuß wird aufgesetzt, und erst danach verlagert sich auch das Gewicht.

ren und dabei Fantasiebewegungen in alle Richtungen machen. Die Übung wird dann zu einem langsamen, lautlosen Tanz, der dem T'ai Chi sehr nahe kommt.

Schwanken wie ein Grashalm

Sie stehen wieder in der Ausgangsposition Reiterstand (siehe Seite 35) und beginnen das Gewicht langsam von den Fersen zu den Zehen und wieder zurück zu verlagern. Der Impuls kommt dabei allein aus den Füßen, der Körper folgt und gibt der Bewegung nach. Er kompensiert das Schwanken mit einer Schlängelbewegung der Wirbelsäule bis hinauf zum Kopf und vermeidet damit ein Umfallen. Sie fühlen sich wie ein Grashalm, der im Wind schwankt.

Die Fersen geben mehr Druck in den Boden, wobei der Zehenballen leicht nach oben zieht. Da der restliche Körper völlig entspannt ist, beginnt er dabei nach vorn zu schwanken. Das Becken und die Wirbelsäule werden passiv nach vorn bewegt, die Lendenwirbelsäule kommt in eine leichte Hohlkreuzposition. In der Brustwirbelsäule setzt sich die Vorwärtsbewegung fort und lässt auch den Hals und den Kopf folgen. Zuletzt schwingen die Arme passiv nach vorn; dabei drücken Sie bereits wieder mit den Zehen fest gegen den Boden, um die Gegenbewegung zu initiieren.

Becken und Lendenwirbelsäule bewegen sich nach hinten, wobei Letztere sich leicht rundet. Diese Rundung setzt sich in die Wirbelsäule bis zum Kopf hin fort und erzeugt eine aufrichtende Rückwärtsbewegung des Oberkörpers. Die Arme folgen wieder passiv dem Impuls der Schultern nach hinten.

Seitlich betrachtet »schlängelt« sich der ganze Körper von unten nach oben. Achten Sie darauf, die Bewegung nicht aus dem Oberkörper oder dem Kopf zu steuern. Der Motor der Bewegung liegt in den Füßen.

Diese sehr komplexe Übung führt zu einem entspannten Körpergefühl und dem Vertrauen darauf, dass der Körper, wenn er autonom arbeiten darf, nicht umfällt. Sie zentrieren sich auf dynamische Weise, und je mehr Sie sich in die Bewegung einlassen und dabei loslassen, desto mehr Energie werden Sie tanken können. Sie können die Übung intensivieren, indem Sie die Augen schließen.

Das Stehaufmännchen

Diese Übung knüpft an das Schwanken an, wird aber paarweise geübt. Sie stellen sich stabil und entspannt hin. Sie werden nun von Ihrem Partner an der Schulter leicht nach hinten gedrückt und geben dieser Bewegung nur langsam nach. Dabei sollten Sie nicht vor der Berührung fliehen, sondern nur genauso viel nachgeben, wie es der Druck erfordert – ohne aber Ihren Standpunkt aufzugeben.

Nun »schubst« Sie der Partner von allen Seiten. Der von außen zugefügte Stress zwingt den Körper dazu, schnell zu reagieren, um die eigene Mitte, das Gleichgewicht zu halten. Beine und Becken bleiben möglichst unbewegt und stabil stehen. Die Ausweichbewegungen rotieren um eine vorgestellte Achse in der Mitte des Körpers. Sie sollten also aufrecht stehen bleiben und nur durch ein Nachgeben im Schulterbereich und eine Rotation in der Wirbelsäule den erfahrenen Druck neutralisieren.

Diese Übung kann eine sehr dynamische und doch entspannende Massage werden, denn der Körper lernt, unter Stress die Mitte zu bewahren. Körper und Geist erfahren, dass nicht durch Verkrampfung und Auflehnung, sondern durch Entspannung und Loslassen das Ziel, stehen zu bleiben, erreicht werden kann. Je geschmeidiger Sie nachgeben, desto leichter wird Ihnen die Übung fallen.

Übungen zur geistigen Zentrierung

Die folgenden Übungen führen Körper und Geist bewusst zusammen – und zwar nicht nur philosophisch, sondern auch spürbar und erfahrbar. Die Basis bilden die Energieübungen aus dem Kapitel »Der innere Kraftpunkt« (ab Seite 73). Auch bei den folgenden Übungen ist es wichtig, ohne Leistungsdruck und Erfolgszwang zu arbeiten.

Es ist sehr schwierig, den Geist zu bündeln, und eine großartige Leistung, diese Zentrierung für zwei bis drei Sekunden zu halten. Geben Sie nicht auf, sondern üben Sie mit Spaß und freuen Sie sich an den kleinen Fortschritten.

Chi-Ball im Stehen

Sie stehen entspannt im Reiterstand, mit leicht gebeugten Beinen und Hüften und geschlossenen Augen. Ihre Hände ruhen auf dem Bauchnabel, die Mitte der Handteller übereinander. Spüren Sie der Atmung nach. Das Einatmen hebt den Bauch, das Ausatmen lässt ihn wieder flach werden.

Ihr Geist fixiert die Berührung und die Bewegung des Bauches und ruht dort. Mit der Wärme der Hände und dem gebündelten Geist bildet sich in der Mitte des Unterbauches mit der Zeit das Gefühl eines warmen oder hellen Balles. Das ist Ihr Chi-Ball.

Langsam öffnen Sie nun die Augen. Können Sie die Berührung noch genauso deutlich spüren wie mit geschlossenen Augen? Fühlen Sie dem Chi-Ball immer wieder abwechselnd mit offenen und geschlossenen Augen nach, bis kein Unterschied mehr da ist und Sie die Zentrierung dauerhaft halten können.

Chi-Ball im Gehen

Haben Sie die Übung im Stehen gemeistert, so beginnen Sie langsam im Raum umherzugehen. Ihr Gefühl für den Bauch ist der Maßstab: Wenn es verschwindet, bleiben Sie stehen und zentrieren sich neu mit geschlossenen Augen. Üben Sie auch hier so lange, bis es keinen Unterschied mehr zwischen Stehen und Gehen gibt.

Damit haben Sie die erste Hürde geschafft, um das Zentrieren auch in Ihren Alltag zu integrieren.

Chi-Ball in der Interaktion

Nachdem Sie das Zentrieren im Gehen gespürt haben, beginnen Sie, sich mit der Umgebung auszutauschen. Sie können mit dem Betrachten einer Lampe oder eines Bildes oder dem Blick in die Natur beginnen, je nachdem, wo Sie üben. Ihr Gefühl für den Chi-Ball steht auch hier im Zentrum. Es kann erhalten bleiben, obwohl Sie visuell oder akustisch abgelenkt werden. Es ist normal, dass das Gefühl nicht ständig gleich stark spürbar ist. Wenn Sie weiterexperimentieren möchten, halten Sie die Zentrierung und beginnen ein Gespräch, singen, tanzen oder tun andere äußere Dinge – Ihrer Fantasie sind keine Grenzen gesetzt.

Indem Sie dieses Gefühl immer wieder in Ihre Freizeit oder den Alltag einbauen, erschließen Sie Energietankstellen für Ihr Leben. Schon bald werden Sie deutliche energetische Fortschritte erkennen.

Die Gedanken zum Schweigen bringen

Sie werden beim Üben festgestellt haben, dass die Gedanken umso lauter werden, je mehr Ruhe Sie im Kopf haben wollen. Die Gedanken loszulassen ist damit praktisch zunächst nicht durchführbar. Sie brauchen also Werkzeuge und Hilfsmittel, um den Geist zu leeren und bewusst *keinen* Gedanken zu fassen.

Dabei hat es sich als hilfreich erwiesen, die naturgegebene Arbeitsaufteilung der Gehirnhälften zu nutzen, um diesen Zustand zu erreichen. Die linke Gehirnhälfte denkt analytisch und logisch und bringt lineare Gedankengänge hervor, während die rechte Gehirnhälfte eher gefühlsbetont und intuitiv arbeitet. Ziel ist, sich ganz auf die rechte Gehirnhälfte, auf das Fühlen zu konzentrieren – dabei werden die lärmenden Gedanken immer leiser und leiser, bis sie schließlich ganz verstummen.

Zunächst konzentrieren Sie sich vollkommen auf das Fühlen der Hände, der Wärme, der Atmung. Sobald Sie ein Gefühl wahrnehmen, heften Sie die Aufmerksamkeit darauf: Nur das Gefühl ist noch wichtig, die Gedanken schwinden dabei mehr und mehr. Wenn Sie sich ganz in das, was Sie dort wahrnehmen, hineinbegeben, kommen Sie an einen Punkt, an dem Sie das Fühlen vergessen – und nun haben Sie für einen Sekundenbruchteil keinen Gedanken gedacht.

Allerdings ist dieser Zustand sofort wieder beendet, sobald Sie denken, dass Sie nichts denken. Lächeln Sie darüber und freuen Sie sich, dass Sie es bis dorthin geschafft haben. Denn jede Sekunde an diesem Ort bedeutet, sich im puren Sein zu befinden, im inneren Kraftpunkt.

Selbstbilder und Luftschlösser

Unsere Fähigkeiten unterliegen zum Großteil dem, was wir von uns selbst glauben: Haben wir erfahren, dass wir etwas nicht gut können, so hören wir auf, es noch einmal zu versuchen. Wir verlieren den Spaß daran.

Das war nicht immer so, denn ansonsten hätten wir wohl niemals laufen gelernt: Das Baby zieht sich am Tischbein hoch, steht und lacht; wenn es loslässt und zu gehen versucht, fällt es jedoch um. Das Ganze geht wieder von vorn los – Hochziehen, Stehen, Lachen, Loslassen, Umfallen –, immer wieder, so lange, bis das Baby allein stehen kann. Es freut sich an dem, was es schon kann, und versucht mit dieser Motivation immer wieder die nächste Hürde zu nehmen.

Fehlversuche sind also nichts Schlimmes – nur unsere »erwachsene« Bewertung machen sie zu einem Makel: Wir haben das Spielen verlernt. Viele Menschen tragen solche behindernden Glaubenssätze und Selbstbilder mit sich herum: »Das kann ich nicht«, »Das habe ich noch nie gekonnt«, »Das funktioniert bei mir nicht«, »Ich war immer schon schlecht darin«, »Das lerne ich nie«. Es ist an der Zeit, diese selbst auferlegten Blockaden über Bord zu werfen.

Dahinter steht ein Perfektionswahn, dem vor allem die westliche Zivilisation unterworfen ist und dem sie niemals gerecht werden kann. Die Diskrepanz zwischen dem Ideal der Perfektion und den eigenen (begrenzten) Fähigkeiten wird als Mangel bewertet und verdirbt die Freude an der Sache. Doch es ist genau umgekehrt: Es geht nicht darum, etwas perfekt zu machen, sondern Spaß und Freude daran zu haben. Wie aber kann man so tief verwurzelte Muster auflösen?

Viele Denkansätze und Motivationsmethoden basieren auf dem positiven Denken: Vieles spricht dafür, dass der Mensch in der Lage ist, durch starke Wünsche und geistige Programmierungen in sein Leben und sogar die Zukunft einzugreifen. Jeder Gedanke besteht aus Information und Energie: Je öfter er wiederholt wird oder je stärker man an ihn glaubt, desto mehr Energie steckt auch in ihm. Diese Energie ist wie eine Antenne, die man ins Universum hinaus hält, um genau die dazu passende Energie anzuziehen.

Sie wünschen sich etwa, erfolgreich zu sein: Wenn Sie sich regelrecht auf diesen Wunsch »programmieren« und alles in Ihrer Macht Stehende dafür tun, wird sich der Erfolg aller Voraussicht nach auch einstellen. Das mag sehr verlockend klingen: Alle kleinen Problemchen kann man also einfach »wegwünschen«. Aber wissen wir wirklich, was gut für uns ist? Vielleicht haben Sie über Ihrem Erfolgsstreben vergessen, sich auch Gesundheit zu wünschen, und sind über der mit dem Erfolg gestiegenen Arbeitsbelastung krank geworden. Vielleicht wäre also die erfolglose »Durststrecke« in Ihrem Leben notwendig gewesen, um andere Dinge zu lernen – etwa, dass Sie sich mehr um Ihre eigene Gesundheit kümmern müssen. Das Programmieren einer rosigen Zukunft funktioniert nur so lange, wie Energie dafür aufgewendet wird. Je weiter der »herbeigewünschte« Lebensweg vom wahren Weg abweicht, umso mehr Energie ist notwendig, um das Luftschloss aufrechtzuerhalten.

Yin und Yang: Gegensätze schließen sich ein

Die Begriffe Yin und Yang beschreiben die Polarität in unserer Welt. Das populäre schwarzweiße T'ai-Chi-Zeichen ist ein perfektes Symbol dafür: Yin und Yang bilden einen Kreis und drücken aus, dass es neben dem Tag auch die Nacht, neben dem Licht auch den Schatten, neben dem Mann auch die Frau gibt – und keines kann ohne das andere existieren.

Sobald man etwas benennt, existiert auch ein Gegenteil davon: Etwas ist schön – also muss es auch etwas weniger Schönes geben, woran das andere gemessen wurde und umgekehrt. Als Metapher bietet sich hier die Wippe an: Nehmen wir an, die rechte Seite der Wippe sei »gut«, dann ist automatisch die linke Seite »schlecht«. Wenn wir uns zum Guten hin bewegen, senkt sich diese Seite, und die andere, schlechte Seite schnellt nach oben. Das bedeutet, dass, je mehr man nach dem einen strebt, desto stärker auch das Gegenteil wird. Es ist unmöglich, als Mensch unfehlbar, perfekt und immer gut zu sein, denn jeder hat Licht- und Schattenseiten. Nur in der Mitte der Wippe herrscht Ruhe – beide Seiten, Gut und Schlecht, werden in gleichem Maße wahrgenommen und nicht verdrängt.

Die Mitte ist auch der Ort, an dem die Persönlichkeit ihre größte Kraft entwickelt: Sie weiß hier um ihre Stärken und Schwächen. Das ist auch der Punkt, an dem man die Bewertungen loslassen kann. Denn im Guten gibt es immer auch ein Schlechtes und im Schlechten ein Gutes (symbolisiert durch den kleinen Punkt der jeweils anderen Farbe im Yin-Yang-Symbol).

Es ist also letztlich fraglich, ob wir aus unserem bescheidenen, begrenzten Blickwinkel heraus entscheiden können, was gut oder schlecht für uns ist. Damit werden aber auch positive Programmierungen fragwürdig; ihnen setzt der Taoismus den Begriff des Wu Wei entgegen, das Nichteingreifen in den natürlichen Fluss der Dinge. Gerade heute aber wird sichtbar, welche Folgen es haben kann, wenn der Natur ins Handwerk gepfuscht wird, auf welcher Ebene auch immer: Flussbegradigungen und Abholzungen beispielsweise mögen auf den ersten Blick einem guten Zweck dienen. Doch trotz aller technologischen Fortschritte können wir bis heute letztendlich bei keinem Eingriff in die Natur absehen, wie er sich auswirken wird – genauso wenig, wie wenn wir in unsere eigene, innere Natur eingreifen.

Lösung als Loslassen

Im Wort »Lösung« steckt schon die Antwort: Es geht um das Loslassen von Bewertungen und Selbstverurteilungen. Zerstörerische Gedanken, Selbstbilder und Programmierungen müssen aus dem Kopf verbannt werden und es ist nicht notwendig, sie durch neue Muster zu ersetzen. Aus »Ich kann das nicht« braucht kein »Ich kann alles« zu werden. Neue Glaubenssätze verursachen neue Blockaden. Tun Sie die Dinge einfach nach Ihrer Art und genießen Sie es. Wenn man Ihnen schon immer versicherte, Sie könnten nicht tanzen, dann tanzen Sie nun erst recht, wenn Sie Spaß daran haben.

Freuen Sie sich einfach an dem, was Sie tun – genauso, wie Sie sich als kleines Kind gefreut haben, wenn Sie aus eigener Kraft aufstehen konnten. Sie sind damals oft umgefallen – und es hat Ihnen nichts ausgemacht und auch nicht geschadet. Nur wenn wir etwas versuchen, können wir es auch lernen. Wenn Sie aus dieser Motivation heraus handeln, werden Sie Ihr persönliches Maximum an Freude und Nutzen aus Ihrem Tun ziehen.

FERNÖSTLICHE ALTERNATIVEN ZUM SPORT: T'AI CHI CH'UAN UND QI GONG

Philosophie und Praxis

Wer seinen Körper fit halten will, muss nicht unbedingt sportliche Höchstleistungen erbringen, sondern kann dieses Ziel auch auf weniger schweißtreibende Art und Weise erreichen. Die fernöstlichen Bewegungskünste T'ai Chi Ch'uan und Qi Gong sind in jedem Alter praktizier- und lernbar und haben einen wohltuenden Effekt auf Körper *und* Seele; dabei ist die Verletzungsgefahr gleich null. T'ai Chi und Qi Gong stellen also ideale Alternativen zu den herkömmlichen Sportarten dar, obwohl sie auf den ersten Blick recht fremd anmuten und Sinn und Zweck der Übungen zunächst nicht unbedingt ersichtlich sind.

Beide Künste fußen auf einem jahrtausendealten philosophischen Konzept, das die Grundlage für die Körperübungen darstellt. Es ist ratsam, sich zumindest mit seinen Grundzügen auseinander zu setzen, um auch wirklich richtig üben zu können. Beide Bewegungskünste sind relativ einfach zu erlernen – wenngleich auch hier gilt: Übung macht den Meister.

Fließende Energie

Charakteristisch für T'ai Chi und Qi Gong sind relativ langsame Bewegungsabläufe, die so gar nichts mit der westlichen Sportmentalität »Schneller, höher, weiter« zu tun haben. Nicht die Bewegung des Körpers steht hier im Vordergrund, sondern die des Geistes: Er wiederum lenkt die Energie und diese endlich bewegt den Körper. Daher rührt die typische, fast unwirkliche Leichtigkeit der Abläufe: In ihnen wird der Fluss der Energie sichtbar. Die Art der Konzentration in den eigenen Kraftpunkt hinein lässt einen Zustand der Harmonie und Balance entstehen, denn Körper, Geist und Seele sind gebündelt in diesem Augenblick. So wird aus einer Bewegung ein Zustand.

Entsprechend liegt im T'ai Chi und Qi Gong der Trainingsschwerpunkt nicht auf dem Aufbau von Muskulatur, sondern auf einer Elastizität von Muskeln, Sehnen und Bändern, die stark und doch geschmeidig werden sollen wie etwa bei Katze und Hund. Elastische Muskeln lassen den Energiefluss ungehindert zu und starke Sehnen können viel Kraft speichern.

Auch die Muskelarbeit wird ökonomischer umverteilt. Wir haben »fleißige« und »faule« Muskeln – steht eine muskuläre Arbeit bevor, so beginnen zunächst die fleißigen Muskeln zu arbeiten, während sich die faulen noch zurückhalten. Bei kurzer Kontraktionsdauer treten ausschließlich die »fleißigen« Muskeln in Aktion; nach einer gewissen Zeit erschöpft sich jedoch ihr Potenzial, sodass nun die »faulen« Muskeln zum Arbeiten herangezogen werden müssen.

Da T'ai Chi wie auch Qi Gong nicht auf Leistung, sondern auf Ausdauer angelegt sind, wird die Arbeitsbelastung gleichmäßig verteilt und die sonst immer überbelasteten »fleißigen« Muskeln werden mehr geschont. Die Koordination im Muskel verbessert sich.

Der Körper als Antenne

Auch und vor allem die Knochen haben die Fähigkeit, Energie aufzunehmen und zu speichern – und zwar dank bestimmter Körperhaltungen und Bewegungen, die äußere Energie, also Naturkräfte, gleichsam aus der Umgebung herausfiltern. Je reibungsloser der Chi-Fluss im Körper ist, also je optimaler die Winkelstellungen im Körper sind, desto mehr Türen sind den Naturkräften geöffnet: Der ganze Körper wirkt wie eine Antenne und lädt sich durch eine gleichzeitige geistige Zentrierung mit Chi auf. Spürbar wird dieser Zustand durch ein Stehen ohne Mühe – die Energie trägt den Körper.

Atemgestütztes Üben

Die taoistische Sichtweise betrachtet die Organe wie kleine Wesen, die mit Respekt und Rücksichtnahme zu behandeln sind. Die Übungsintensität wird so gewählt, dass man nicht außer Atem kommt. Durch die tiefe Bauch-, Taillen- und Nierenatmung steht so viel Volumen zur Verfügung, dass selbst schwierige Körperhaltungen nicht zu einer wesentlichen Erhöhung der Atemfrequenz führen. Die Umstellung vom Muskeltraining auf das Sehnentraining hat zur Folge, dass die entspannte Muskulatur wenig Sauerstoff benötigt; da genügend Sauerstoff zur Verfügung steht, wird eine Übersäuerung und Schlackenbildung im Stoffwechsel verhindert. Der langsame, tiefe Atemfluss und die damit verbundene Beruhigung des Geistes führen zudem zu einem Absinken der Herzfrequenz.

Entspannen und wohl fühlen

Der Alltag steckt voller Anforderungen und Stress und zerrt ständig an uns. Dagegen arbeiten T'ai Chi und Qi Gong, mit denen sich das Umschalten auf Entspannung und Ruhe regelrecht einüben lässt. Setzt man indes auch in der Freizeit den beruflichen Stress fort und treibt Sport unter Leistungsdruck, so kann ein energetisches Ungleichgewicht entstehen, das sich darin manifestiert, dass man überhaupt nicht mehr abschalten kann. Die Fähigkeit, loszulassen und tief zu entspannen, ist also trainierbar.

Jede Zelle reagiert darauf, wenn sich der Mensch wohl fühlt; die Körperchemie verbessert sich, und die Körperschwingung nähert sich der optimalen Frequenz. Daher ist es sehr wichtig, kleine Trainingseinheiten in den Tagesablauf zu integrieren. Doch Entspannung ist nicht gleich Entspannung: Das, was viele Sporttreibende darunter verstehen, ist eigentlich eher eine Art Ermattung infolge großen Energieverbrauchs; ein ganz anderes Gefühl ist es jedoch, bei vollem Energiereservoir zu entspannen – hier stellt sich ein ganz anderes Wohlgefühl ein. Das eine ist zwar nicht schlechter als das andere: Ausschlaggebend ist jedoch die Möglichkeit, auch in den Alltag Momente einzubauen, in denen das Energietanken mühelos möglich ist; vielen Sportanhängern bleibt hierfür nur die Freizeit.

Konzentrationstraining

Alle Übungen werden bewusst durchgeführt. Es ist wichtig, dass der Geist die Bewegungen oder die Körperpositionen ständig spürt und überprüft. Er wird dadurch auch geschult, bei einer Sache zu bleiben und nicht abzuschweifen. Ein Generalproblem unserer Zeit ist die Zerrissenheit und die Unfähigkeit, uns zu bündeln, da aus allen Richtungen Anforderungen an uns gestellt werden. Beim Üben aber müssen keine Ziele erreicht werden, sodass sich der Geist ganz auf das Hier und Jetzt konzentrieren kann. Der gebündelte Geist ruht an seinem inneren Kraftpunkt, öffnet die körpereigenen Energiebahnen und lernt, die Energien zu lenken.

Balance herstellen

Der Weg zu Entspannung und Harmonie ist zugleich der Weg zur Balance zwischen Körper, Geist und Seele. Um diese Balance zu erreichen, muss zunächst festgestellt werden, wo die Ungleichgewichte herkommen.

Viele Menschen üben eine sitzende, stressige Tätigkeit aus, die den Geist auf Dauer überfordert (er ist zu yang-lastig) und den Körper unterfordert (er ist zu yin-lastig). Diese Menschen kann man nicht dauerhaft ausbalancieren, indem man sie beispielsweise in der Vorstellung Fantasiereisen zur Entspannung machen lässt. Um eine dauerhafte Umstellung zu erreichen, muss der Geist fasten, nichts tun, also Yin werden, während der Körper Bewegung und Aktivität braucht, also mehr Yang.

Ist der Körper stärker geworden, so wird es immer leichter fallen, auch geistig zentriert zu bleiben. Das Gleiche gilt natürlich auch für den umgekehrten Fall: Wer körperlich schwer arbeitet, braucht zum Ausgleich geistige Aufgaben und sanfte Bewegung zur Flexibilisierung.

Qi Gong

Das Wort Qi Gong ist aus zwei Begriffen zusammengesetzt. *Qi* oder *Chi* bedeutet »Lebenskraft« und *Gong* »Methode« – zusammengesetzt meint das Wort also eine Methode, mit Chi zu üben. Im stillen Qi Gong werden zunächst nur Körperpositionen eingenommen, um die Haltung zu optimieren und in der jeweiligen Stellung entspannen zu lernen. Diese statische Vorgehensweise ermöglicht es dem Übenden recht schnell, in die eigentliche, innere Arbeit einzusteigen.

Qi Gong lehrt die Fähigkeit, den Geist so zu bündeln, dass er die Übungen wie Werkzeuge benutzen kann, um Energie, also Chi, im Körper fließen zu lassen; dies ist die innere Essenz, die in diesen Übungen steckt. Die eingenommenen Körperhaltungen unterstützen die Zentrierung der Kräfte, und es entsteht auch eine Verbindung zu den äußeren Naturkräften. Ferner balanciert Qi Gong zu schwache und verkrampfte Muskeln aus und führt – bedingt durch die Einnahme der optimalen Körperhaltung – zu einer dauerhaften Strukturveränderung. Durch das Verweilen in den teilweise recht anspruchsvollen Positionen muss der Körper, um effektiv zu arbeiten, die Muskulatur, die im Moment nicht gebraucht wird, loslassen. Das bedeutet, dass er lernt, mit geringem Aufwand zu agieren, Energie- und Reibungsverluste sowie Verspannungen und Blockaden innerhalb der Muskulatur aufzuheben. Das gelassene Üben ohne Leistungsdruck verhindert das Entstehen von neuen Verspannungen.

Die Ursprünge des Qi Gong lagen vermutlich in der Nachahmung von bestimmten Tieren, um deren besondere Qualitäten auf den menschlichen Körper zu übertragen. Die Geschmeidigkeit einer Schlange, die Anmut und Leichtigkeit eines Kranichs oder die Bewegungen und die Ausdauer einer Wildgans inspirierten die frühen Übenden dazu, Gesundheitsübungen für Menschen nach diesem Vorbild zu gestalten. Es ging dabei primär darum, die Energieflüsse im Körper durch bestimmte Bewegungen zu fördern. Aus den seither gewonnenen Erfahrungen und Erkenntnissen über die Heilwirkungen einzelner Bewegungen sind bis heute über 400 Qi-Gong-Stilrichtungen entstanden.

Ihre Intuition wird Ihnen sagen, mit welcher Sie sich am wohlsten fühlen. Vielleicht bewegen Sie sich gern und suchen einen tanzähnlichen Stil, oder Ihr Augenmerk liegt darauf, Verspannungen und Fehlhaltungen abzubauen. Chi-Moving und Qi Gong sind bestens für Einsteiger geeignet, die sich zum ersten Mal mit östlichen Trainingsformen befassen, da sie sich hier, im Gegensatz zum T'ai Chi, auf einzelne Übungen konzentrieren können und keinen längeren Bewegungsablauf lernen müssen. Es werden sich in den meisten Fällen sofortige Erfolge einstellen, etwa in Bezug auf

Fehlhaltungen. Chi-Moving und Qi Gong sind die idealen »Vorübungen« für T'ai-Chi-Anfänger; viele Prinzipien, die im folgenden Abschnitt über T'ai Chi stehen, gelten auch für Chi-Moving und Qi Gong. Im T'ai Chi sind sie allerdings noch ausgeprägter und sind daher dort nachzulesen.

T'ai Chi Ch'uan

T'ai Chi bedeutet »Firstbalken« (der höchste Balken auf dem Dach), *Ch'uan* wird mit »boxen« übersetzt. Übertragen meint dieser Begriff »boxen im Einklang mit dem höchsten Letzten«, also mit den Prinzipien der Natur. Hat man über das Qi Gong die optimale Körperhaltung in Ruhe kennen gelernt, so wird im T'ai Chi diese Struktur langsam in die Bewegung übertragen: Dabei intensiviert sich die Koordination der verschiedenen Muskelgruppen und Körperteile.

Optimaler Kräfteeinsatz

In jeder T'ai-Chi-Bewegung wird der Körper so ausgerichtet, dass er maximale Kraft aussenden kann und auch seine stärkste Position gegenüber äußerem Druck hat. Es wird also die Stabilität trainiert und eine Möglichkeit erlernt, die eigene Kraft effektiv umzusetzen.

Von außen betrachtet wirkt T'ai Chi weich und leicht: Man würde nicht glauben, dass hier ein anspruchsvolles Training betrieben wird. Kaum eine andere umfassende und effektive Methode trainiert gleichzeitig den ganzen Körper und das Energiesystem so intensiv.

Die Prinzipien des T'ai Chi gründen in der Kampfkunst: So wurden alle Bewegungen primär zu Verteidigungs- oder Konterzwecken entwickelt, obwohl dies in der extrem langsamen Ausführung nicht sichtbar wird. Das T'ai Chi ist, wenn man es mit diesem Schwerpunkt trainieren möchte, eine sehr effektive Selbstverteidigungsmethode. Es nutzt die Kräfte des Gegners und lenkt sie auf ihn zurück, sodass er sich selbst schadet. Durch das sehr langsame Einüben werden die Techniken fein koordiniert, im Langzeitgedächtnis abgespeichert und schließlich automatisiert.

Die Chi-Pumpe

In unserer Zeit muss alles schnell gehen, und es wird fast schon als Makel bewertet, wenn etwas Zeit braucht und nicht sofort Erfolge sichtbar sind. Unsere Gehirne werden von einer Informationsflut überrollt, sodass der Wunsch, die Zeit anzuhalten und zur Ruhe zu kommen, wächst.

Dennoch – und trotz segensreicher »Zeitsparmaschinen« wie Auto, Spülmaschine und Computer – finden wir nie wirklich Zeit für uns; denn auch in unserer Freizeit rasen die Gedanken in derselben Geschwindigkeit weiter und wehren sich regelrecht gegen die Entspannung.

Genau entgegengesetzt wirkt T'ai Chi – die Bewegungen sollen bei zunehmender Übung immer langsamer werden. Denn die fast zeitlupenhaften Gewichtsverlagerungen wirken wie eine Energiepumpe: Sinkt man beispielsweise auf das rechte Bein und hebt langsam das linke vom Boden ab, so wird die Energie aus dem rechten in das linke Bein gepumpt.

Entscheidend dabei ist, ob die Energie genügend Zeit hat, sich in Bewegung zu setzen und das Ziel, die äußeren Körperbereiche, zu erreichen. Erfolgen die Wechsel nämlich zu schnell, so ist der Fluss unterbrochen. Der optimale Energiefluss ist dann erreicht, wenn Be- und Entlastung, An- und Entspannung bedächtig und sanft alternieren.

Die Entdeckung der Langsamkeit

Der Körper bremst also – was aber geschieht mit dem gewohnheitsmäßig auf Hochtouren laufenden Geist? Durch die körperliche Drosselung wird die geistige Unruhe nämlich zunächst noch deutlicher. Das kann sich in einer Gedankenflut oder auch in dem Unwillen äußern, sich langsam zu bewegen. Viele Neueinsteiger erleben diese Langsamkeit als Qual: Sie möchten ihrer Unrast durch Aktivität davonlaufen. Doch ein Geist, der bereits zu yang-lastig ist, kann nicht durch noch mehr Yang ausbalanciert werden – das ist immer nur ein Weglaufen, nie eine dauerhafte Lösung.

Hier hilft nur, sich zu einem langen Ausatmen und Innehalten zu »zwingen« und ebenso humor- wie verständnisvoll mit sich selbst umzugehen. Je entspannter man wird, desto langsamer können die Bewegungen durchgeführt werden, und je langsamer man sich bewegt, desto mehr entspannt man. Diese »Körperbremse« leitet den Prozess der Entspannung ein.

Um einen langsamen Bewegungsfluss zu erzeugen, müssen Geist und Körper koordiniert zusammenarbeiten: Beim T'ai Chi wird alles oder nichts mobilisiert, alle Körperteile werden zentriert aus der Mitte heraus bewegt. Der Chi-Ball auf Höhe des Bauchnabels ist der Initiator und die Steuerung der Bewegungen: Man bewegt sich also aus dem Bauch heraus, der Geist lenkt die Energie und die Energie wiederum den Körper.

Diese komplexe Form der Koordination führt zu einer geistigen Bündelung in eine neue Dimension der Wahrnehmung. Körper und Geist werden als Einheit erfahren und synchron in Bewegung versetzt; dabei bleibt kein Raum für Gedanken und Sorgen, man bewegt sich in der bewertungsfreien Zone der Gegenwart und ruht im inneren Kraftpunkt. Der Übende fühlt sich nach dem T'ai-Chi-Training meist frischer und stärker als zuvor. Er benötigt keine Regenerationsphase wie beim herkömmlichen Sport, denn die Energie nimmt nicht zeitversetzt zu, sondern sofort.

Äußere und innere Bewegung

Im T'ai Chi kommt es nicht auf schöne, ausladende Bewegungen an. Je weniger äußere Bewegung sichtbar wird, umso stärker verlagert sich die Aktivität nach innen.

Übung: Die innere Kraft (Abbildung 21)

Stellen Sie sich schulterbreit mit parallelen Füßen und gebeugten Knien und Hüften in den Reiterstand. Nun beginnen Sie das Gewicht sehr langsam auf das rechte Bein zu verlagern. Haben Sie es ganz verlagert, heben Sie das linke Bein ab.

Beobachten Sie sich: Neigen Sie den Oberkörper nach rechts, um die Bewegung zu erleichtern? Oder haben Sie das rechte Bein gestreckt, um das linke zu heben? Üben Sie so lange, bis Sie vollständig verlagern können, ohne dabei den Oberkörper zu bewegen. Üben Sie genauso mit dem anderen Bein.

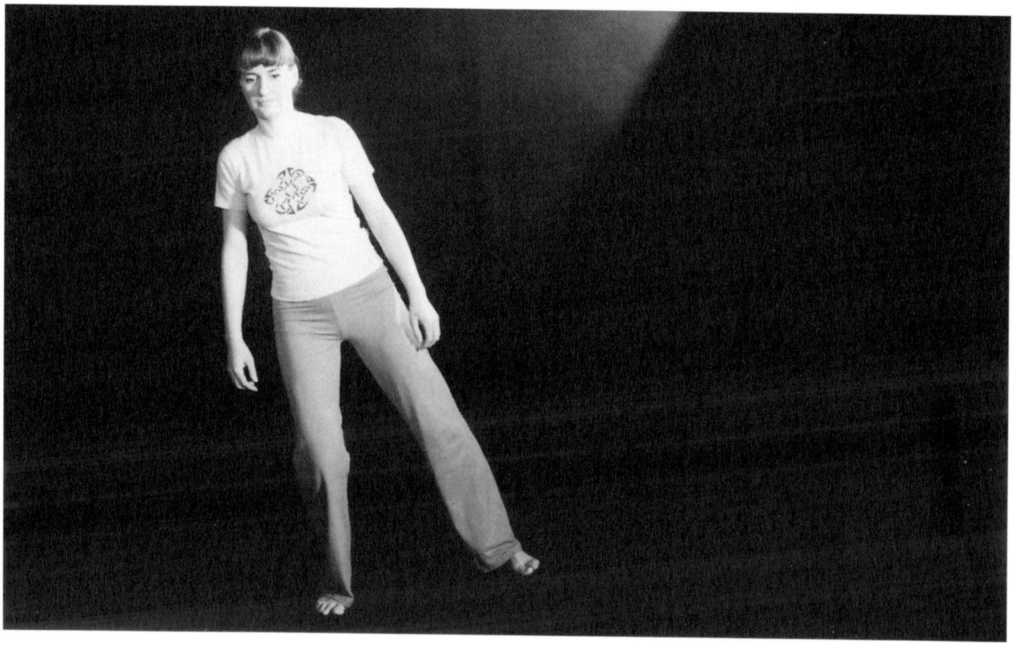

21a. Fehlhaltung: Die Neigung des Oberkörpers verhindert die innere Arbeit.

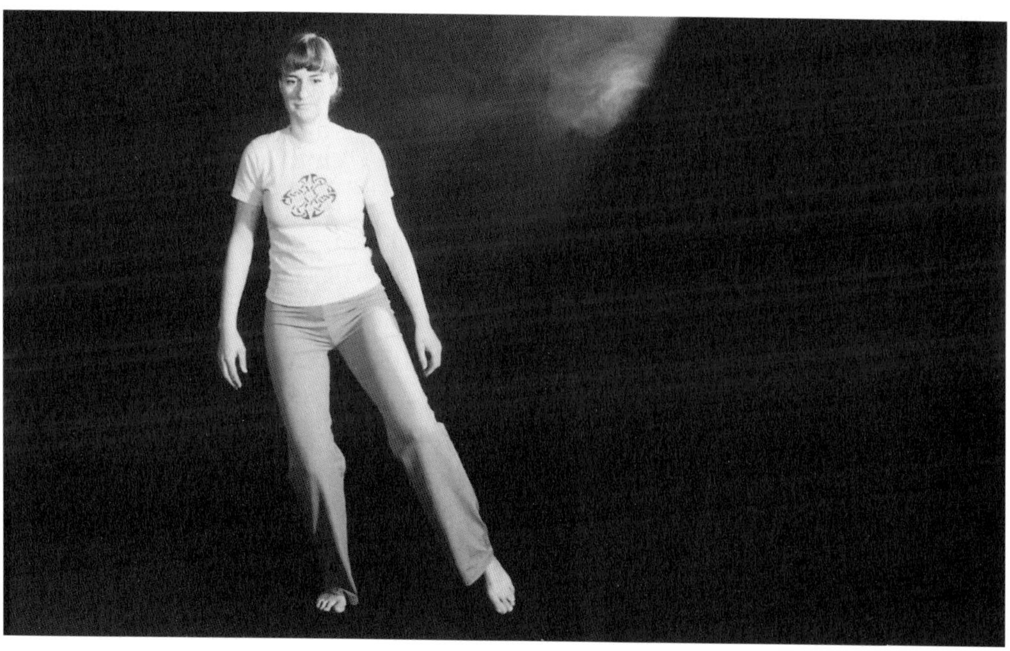

21b. Der Körper ist zentriert und hebt das Bein aus innerer, nicht äußerer Kraft heraus.

Um diese Bewegung ohne äußere Kompensation durchführen zu können, bedarf es einer Kräftigung im Hüftbeugerbereich und der Rückenmuskulatur. Wenn Sie der Belastung durch ein Seitwärtsneigen des Oberkörpers oder ein Strecken des Standbeines ausweichen, geht der Trainingseffekt verloren.

Gehirnintegration

Damit das Gehirn voll leistungsfähig ist, müssen die rechte und die linke Gehirnhälfte – die ja verschiedene Bereiche kontrollieren – Informationen austauschen und zusammenarbeiten können. Es werden also Schaltungen und Verbindungen zwischen den beiden Hemisphären benötigt.

Die Anzahl der möglichen Verbindungswege wird in der frühkindlichen Entwicklung festgelegt: Jede Überkreuzbewegung von Armen und Beinen führt zu einer neuronalen Schaltung im Gehirn, daher ist die Krabbelphase beim Baby so wichtig. Wenn Kinder vom Krabbeln abgehalten und zu früh zum Gehen gebracht werden, können spätere Koordinations- und Lernschwierigkeiten die Folge sein; aber auch die Neigung zu Allergien wird durch eine mangelhafte Integration der Gehirnhälften gefördert.

Das T'ai Chi kennt ebenso viele wie vielfältige Überkreuzbewegungen, was zu einer starken Gehirnintegration führt. Diese kann in jedem Alter geschult und trainiert werden, nicht nur im Säuglingsalter.

Übung: Wolkenleiter (Abbildung 22–23)

Sie stehen im Reiterstand und verlagern das Gewicht langsam nach links. Der Oberkörper bleibt völlig aufrecht bei geradem Rücken. Liegt das ganze Gewicht auf dem linken Bein, so heben Sie langsam das rechte Bein und den linken Arm.

Setzen Sie dann den rechten Fuß mit der Ferse zuerst wieder in die schulterbreite Position, parallel neben den linken Fuß. Langsam wird das Gewicht nach rechts verlagert, während der linke Arm sinkt und der rechte Arm und das linke Bein angehoben werden.

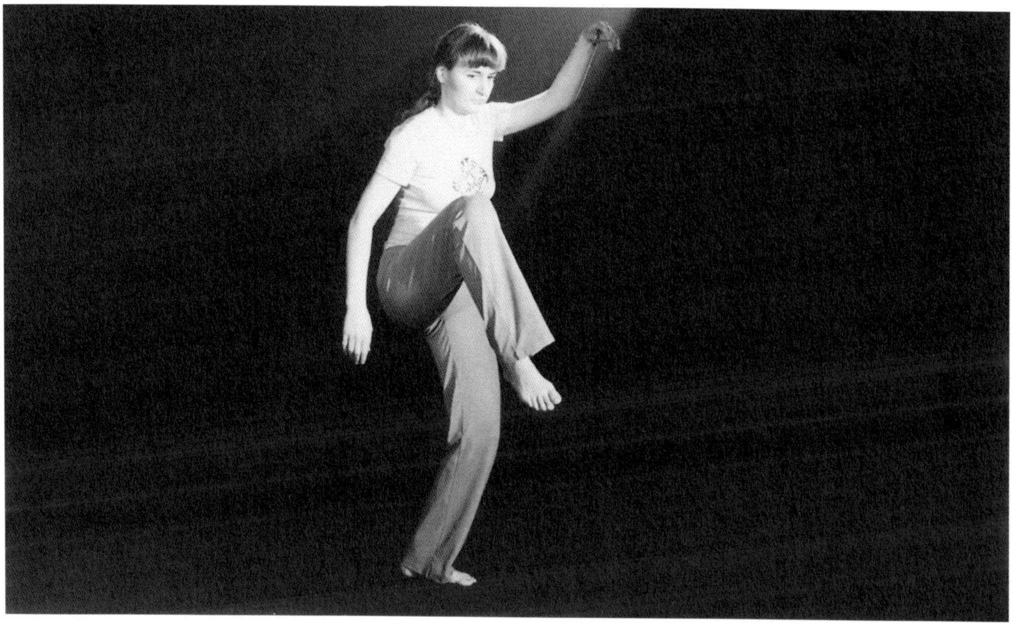

22. Wolkenleiter: Das Standbein bleibt gebeugt, die Wirbelsäule ist aufgerichtet.

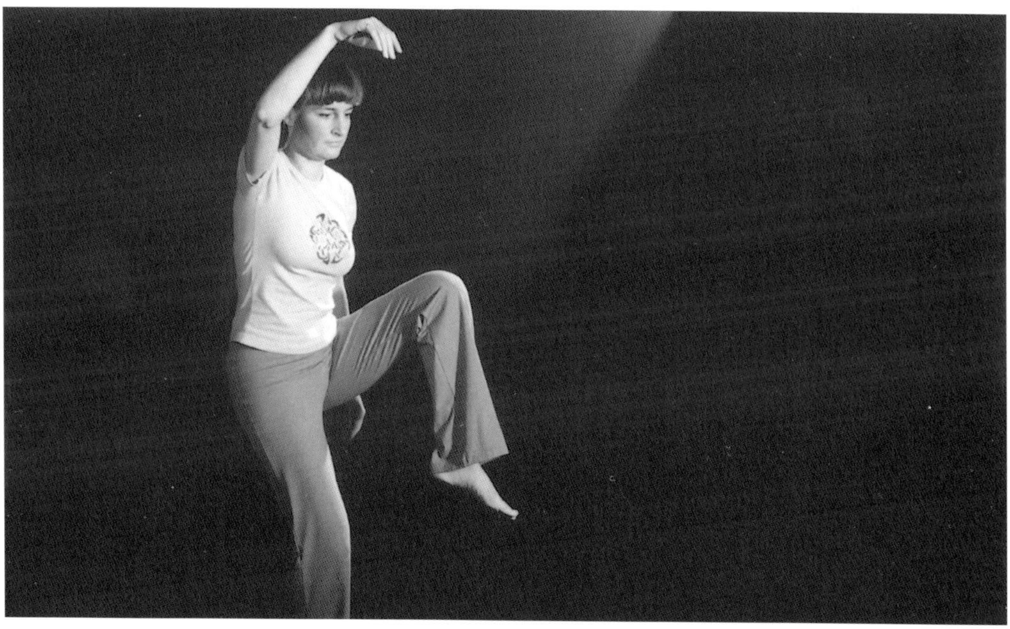

23. Die Überkreuzbewegungen dienen dazu, die Gehirnhälften miteinander in Einklang zu bringen

Pendeln Sie immer sehr langsam hin und her und verteilen Sie den Bewegungsspielraum der Arme ganz gleichmäßig auf die Verlagerungsbewegung der Beine. Üben Sie im Atemrhythmus: Beim Einatmen verlagern Sie nach links, beim Ausatmen nach rechts.

Prävention und Rehabilitation durch Chi-Moving

Die langsamen, sanften und bewussten Bewegungen von T'ai Chi, Qi Gong und Chi-Moving führen zu einer Anregung der Stoffwechseltätigkeit bei schonender Aktivierung des Bewegungsapparats und des Herz-Kreislaufsystems. Diese Bewegungskünste lassen sich sehr gut mit krankengymnastischen Übungen oder Rehabilitationsmaßnahmen kombinieren, denn die allgemeine Energetisierung des Organismus führt zu einer Stärkung der Selbstheilungskräfte.

Training des Körperbewusstseins

Der Übende schlüsselt die Bewegungen bis auf die elementarste Körperebene hinunter auf und verfolgt sie mit dem Bewusstsein. So wird Krafterzeugung und Kräftefluss von den Ausgangspunkten bis zur Kraftentladung spürbar und nachvollziehbar, woher eine Bewegung kommt, wodurch sie optimiert werden kann oder wie am meisten Kraft aus ihr zu gewinnen ist.

Zusätzlich schärft sich das Gespür für eine gesunde Bewegung. Die Koordination innerhalb der Muskelfasern und zwischen den Muskeln wird durch die langsame Bewegungsausführung deutlich verbessert, und es entwickelt sich ein Körperwissen, auf das man auch in Extremsituationen und Gefahren für die Gesundheit zurückgreifen kann. Der Körper wird darauf trainiert, eine gesunde Struktur zu bewahren – aber diese Umprogrammierung vorliegender Fehlhaltungen braucht Zeit.

Wer beispielsweise ein starkes Hohlkreuz hat und sich mit senkrechter Lendenwirbelsäule hinstellt, hat das Gefühl, völlig krumm und schief dazustehen: Die Muskulatur hat die Fehlstellung schließlich als normal gespeichert. Die aufrechte Haltung wird daher als Abweichung vom Normalzustand erfahren und wieder aufgehoben, sobald man sich nicht mehr darauf konzentriert. Hier muss oft und mit viel Aufmerksamkeit geübt werden; hilfreich ist dabei ein Spiegel, der Auskunft darüber gibt, wann die Wirbelsäule gerade aufgerichtet ist und wann nicht.

Im Laufe der Zeit wird diese aufrechte Position als »gerade« abgespeichert und das alte Hohlkreuz als unnormal empfunden. An diesem Punkt wird der Körper nicht mehr automatisch in die Fehlstellung zurückkehren, denn die Muskeln haben dazugelernt. Diese Neuprogrammierung und Eichung auf neue Werte und eine gesunde Körperhaltung funktioniert überall im Körper. Ergebnis ist ein neues Körpergefühl, das optimal Verletzungen und Fehlhaltungen vorzubeugen vermag.

Die Kräftigung der Sehnen

Häufige Verletzungen im Sportbereich sind Bänder- und Sehnenrisse. Oft werden durch die herkömmlichen Trainingsmethoden die Muskeln im Verhältnis zu den Sehnen so sehr trainiert, dass sie zu stark für ihre Befestigung am Knochen werden. Kommt dann noch eine ruckartige Bewegung oder Fremdeinwirkung dazu, so reißt das Band oder die Sehne.

Dies ist eine Folge des »linearen« Trainings: Dabei werden nur einzelne Muskeln nacheinander gekräftigt. Man versucht, über den Einsatz von Gewichten und unterschiedlichen Geräten verschiedene Muskelgruppen zu erreichen. Das Problem liegt dabei im »Zerstückeln« der Muskelgruppen.

Eine ganzheitliche Bewegung hingegen beansprucht viele Muskelgruppen gleichzeitig und die Sehnenelastizität. Bei linearen Bewegungen verkürzt und verdickt sich der Muskel in der Kontraktion, und der Muskelbauch überträgt den Zug auf die Sehnen; diese ziehen an den Knochen, und eine geradlinige Bewegung entsteht. Als Beispiel sei der vordere Oberschenkelmuskel (Quadrizeps) genannt: Er hat die Aufgabe, den gebeugten Unterschenkel wieder zu strecken, indem er über das Knie hinwegzieht und selbst kontrahiert. In der Grundposition von T'ai Chi und Qi Gong, dem Reiterstand, sind Hüfte und Knie gebeugt; der Quadrizeps möchte die gebeugten Beine wieder strecken, doch das lässt der Reiterstand nicht zu. Bei weiterhin kontrahiertem Muskel sind nun die Sehnen gezwungen, nachzugeben und sich zu verlängern. Sehnenansätze und Sehnen werden dadurch gestärkt und mit der Zeit elastischer.

Die Tendenz, die Muskulatur immer mehr zu entspannen, fördert das Training der Sehnen und Bänder. Es entsteht beim Üben das Gefühl, als könne man sich in sie hineinhängen wie in Gummiseile. Jeder moderate Zug auf den Sehnen und den Ansatzpunkten führt zu einer Verstärkung des Stoffwechsels an dieser Stelle und zu einem Zuwachs an Stärke. Werden sie jedoch nicht beansprucht, so degenerieren sie bis zur Bewegungsunfähigkeit. Ein gerissenes Band muss, wenn eine Operation nötig ist, schnellstens angenäht werden, da es sich sonst so zurückbildet, dass ein Nähen unmöglich wird.

Spiralförmiges Training

Im T'ai Chi und Qi Gong verlaufen die Bewegungen spiralförmig: Muskeln und Sehnen werden um den Knochen »gewickelt«, und man trainiert die Koordination vieler Muskelgruppen gleichzeitig. Es gibt also keine linearen Bewegungen, die Bewegungen werden vielmehr durch das Verschrauben der Gelenke erzeugt – als würde man sich sehr langsam in die Bewegungsrichtung »hineinwühlen«.

Jede Richtungsänderung kommt aus der Bauchmitte, nicht aus den Händen oder dem Kopfbereich. Spiralförmiges Verschrauben findet vielmehr im Sprung-, Knie- und Hüftgelenk sowie im Schulter-, Ellbogen- und Handgelenk statt. Durch ein gegenläufiges Verschrauben von angrenzenden Gliedmaßen wird eine enorme Stabilitätszunahme erreicht, was sich positiv auf die Flexibilität und Elastizität der Gelenke auswirkt und die Kraft erhöht.

Übung: Vorwärtsverlagerung im T'ai Chi (Abbildung 24–25)

Nehmen Sie den Reiterstand ein. Aus dieser Stellung heraus machen Sie mit dem linken Bein einen Schritt nach vorn. Den rechten Fuß drehen Sie mit der Spitze etwa 45 Grad nach außen. Achten Sie darauf, dass der rechte Fußspann und das Knie senkrecht übereinander stehen und der Fuß aufgerichtet ist. Das Gewicht belassen Sie ganz auf dem rechten Bein. Diese Stellung nennt man den Bogenschritt, er gehört zu den Grundpositionen im T'ai Chi.

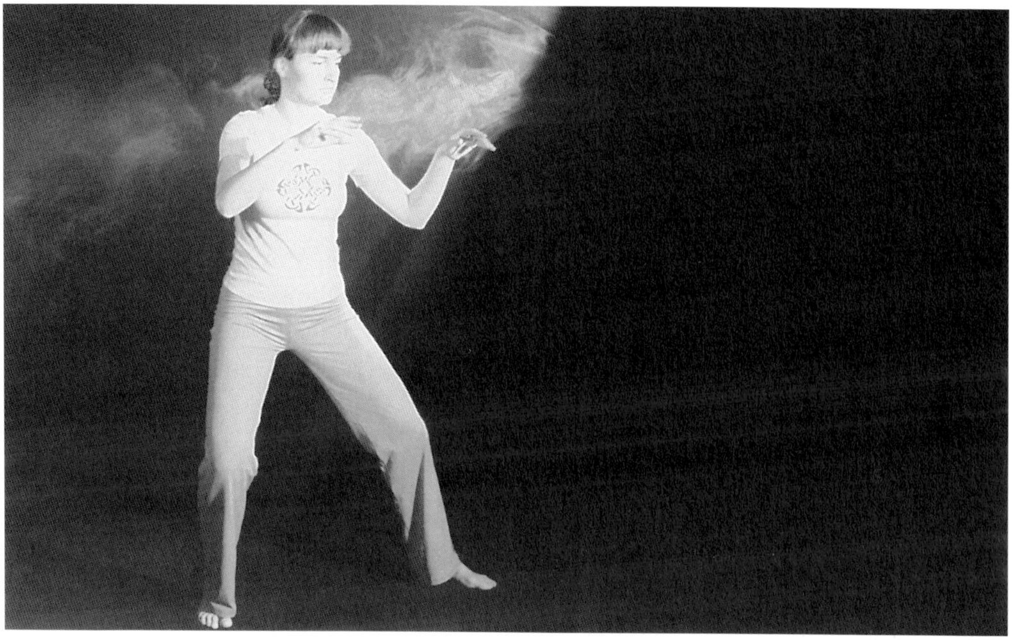

24. Die Vorwärtsverlagerung im T'ai Chi: Ausgangsposition

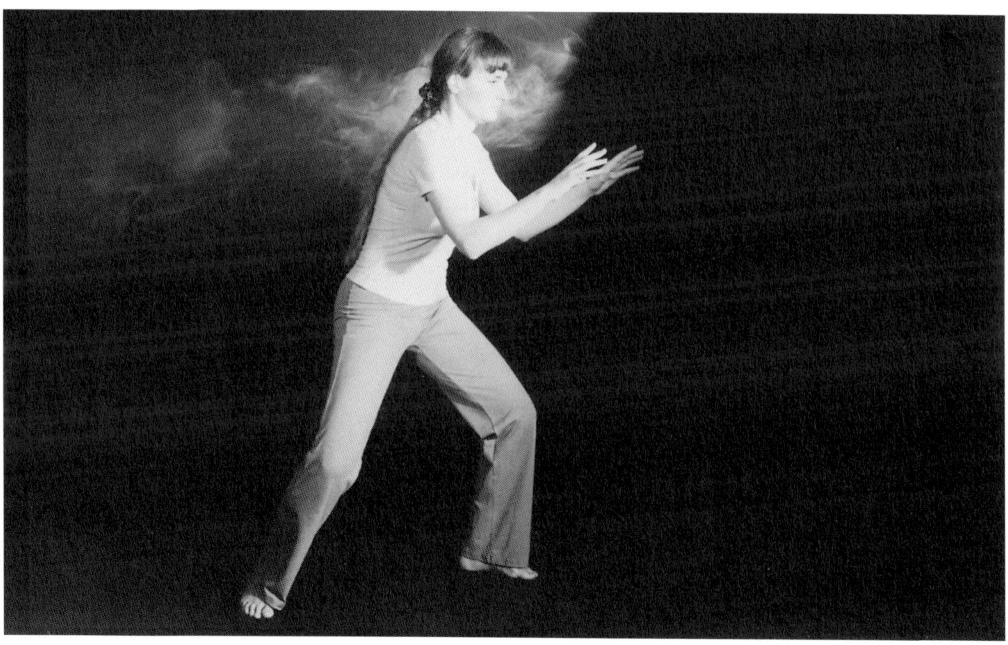

25. Das Gewicht wurde zu zwei Dritteln nach vorn verlagert.

Nun drücken Sie mit dem rechten Fuß und Knie nach außen, während Sie die rechte Hüfteseite nach vorn drehen, bis beide Hüftseiten gleichauf stehen und einen Winkel von 90 Grad zur Bewegungsrichtung einnehmen. Nun folgt die Verlagerung auf das vorn stehende linke Bein; dabei muss das rechte Bein weiterhin außen gehalten werden.

Jetzt beginnt die schraubende Bewegung. Der äußerlich unverändert bleibende rechte Fuß wird so geschraubt, dass die Ferse Kraft nach hinten und außen aussendet. Das vordere linke Bein schraubt, ohne den Fuß zu bewegen, die Ferse nach innen und die Zehen nach außen. Das Schrauben erzeugt eine Linksdrehung; dadurch bewegen Sie sich vorwärts, bis zwei Drittel Ihres Gewichtes auf dem linken Bein liegen. Das Verschrauben wirkt ausschließlich innerlich, ist also von außen nicht sichtbar und ähnelt einer statischen Anspannung.

Das rechte Knie wird sich mit nach vorn drehen. Lassen Sie das nicht zu, fixieren Sie es über dem Spann und halten Sie es in dieser Position, indem Sie weiterhin Druck nach außen geben.

Nun haben Sie eine Vorwärtsbewegung durchgeführt, indem Sie das Becken in die Bewegungsrichtung eindrehten, während gleichzeitig das hintere Knie nach außen drückte. Beginnen Sie nun von vorn und wiederholen Sie den Bewegungsablauf auch zur anderen Seite.

Diese Übung ist sehr anspruchsvoll und soll verdeutlichen, wie die Bewegungserzeugung im T'ai Chi vor sich geht. Es ist kein Beinbruch, wenn der Bewegungsablauf nicht sofort gelingt. Denken Sie daran: Übung macht den Meister.

Sanfte Belastung

Zum Üben von T'ai Chi oder Qi Gong benötigt man keinerlei Hilfsmittel, das Körpergewicht reicht völlig aus. Die Bewegungen mit gebeugten Beinen und angehobenen Armen helfen auch im Alltag, den eigenen Körper besser tragen zu können. Ein Verletzungsrisiko ist angesichts der bewussten Ausführung und des Verzichts auf Hilfsmittel auszuschließen.

Gerade für Frauen, die besonders häufig unter Osteoporose leiden, ist es wichtig, dass sie die Knochen sanft belasten, um eine weitere Ausdünnung zu verhindern und die Einlagerung von Mineralstoffen und den Aufbau von Knochenmasse zu fördern.

Entschlackung von Sehnen und Gelenken

Chi-Moving, T'ai Chi und Qi Gong arbeiten fast ausschließlich mit der Feinmotorik. Der Bewegungsablauf wird bis in die kleinsten beteiligten Gelenke hinein koordiniert, sodass man »nebenbei« den eigenen Körper und seine Bewegungsmöglichkeiten in neuer Intensität kennen lernt. Durch das bereits beschriebene Verschrauben etwa erreicht man Sehnen und Bänder, die vielleicht schon lange nicht mehr bewegt wurden. Sie werden darin geschult, nachzugeben und sich zusammenzuziehen. Je geschmeidiger und elastischer sie sind, desto schwerer reißen sie.

Ebenso wirkt die Umstellung der Atmung auf eine umfassende, tiefe Bauchatmung. Es werden Bindegewebsschichten bewegt, die mit normaler Dehnung nicht zu erreichen sind. Um Schlacken zu lösen, braucht der Körper an diesen Stellen einen gut funktionierenden Stoffwechsel. Die durch die Verschraubung erzeugte Bewegung und die tiefe Atmung sind unverzichtbare Voraussetzungen für die Entschlackung.

Liegt nämlich im Körper eine dauerhafte Übersäuerung durch falsche Ernährung oder aufgestaute Emotionen vor, so sind die Organe, die mit der Entsorgung beschäftigt sind, bald überlastet. Zunächst versucht der Körper, die Übersäuerung auszubalancieren und das Säure-Base-Gleichgewicht mit Hilfe von Mineralstoffen aus den Muskeln wiederherzustellen. Anzeichen dafür ist eine erhöhte Neigung zu Krämpfen. Sind in der Muskulatur jedoch nicht mehr genügend Mineralstoffe vorhanden, so werden die Speicher in den Knochen angegriffen; diese beginnen daraufhin auszudünnen.

Wenn es nicht gelingt, die Säure auszuschwemmen, wird sie im Körper abgelagert – bevorzugt in Gelenken, die wenig bis gar nicht bewegt werden: Diese werden als »Müllhalde« benutzt, was nicht ohne Folgen bleibt: Die kristallinen Ablagerungen reizen die Gelenkshaut und führen zu Gicht, die mit Entzündungen und Schmerzen bis hin zur Versteifung einhergeht. Um diesen Zustand zu beheben beziehungsweise es erst gar nicht so weit kommen zu lassen, muss man auf mehreren Ebenen ansetzen.

Emotionen

»Negative« Emotionen führen zu einer Übersäuerung. Auch wenn Sie sich bewusst mit den besten Lebensmitteln ernähren, kann Dauerstress und Ärger die Chemie im Körper negativ beeinflussen. Die Übersäuerung macht Sie auf die latent ihr »Unwesen« treibenden Emotionen aufmerksam.

Mineralstoffe

Achten Sie darauf, genügend Mineralstoffe mit der Nahrung aufzunehmen. Der Körper kann am leichtesten organische Mineralstoffe verwerten – das sind anorganische Mineralstoffe, die von Pflanzen bereits in deren Stoffwechsel umgebaut wurden und sozusagen vorverarbeitet sind.

Bei hohem Mineralstoffverbrauch, wie beispielsweise bei Stress oder im Sport, genügt die durch die Nahrung aufgenommene Menge jedoch nicht mehr; der entstandene Mangel muss mit Mineralstoffpräparaten ausgeglichen werden. Bedenken Sie beim Kauf solcher Zusatzpräparate, dass Kalzium und Magnesium Gegenspieler sind und sich gegenseitig schwächen. Sie sollten daher zeitversetzt und nicht gleichzeitig eingenommen werden.

Nahrungszusammensetzung

Die tägliche Nahrung sollte möglichst geringe Mengen an Säure bildenden Lebensmittel enthalten. Grundsätzlich wirkt etwa die Kombination von Zucker und Früchten Säure bildend, daher sollte man zwischen dem Genuss von Obst und Stärkeprodukten eine Pause einlegen.

Wer durch Sport überhitzt, sollte vor allem kühlende Lebensmittel zu sich nehmen: Darunter fallen Blattsalate und Obst. Zitrusfrüchte etwa, die – zumindest ursprünglich – aus heißen Weltgegenden stammen, enthalten die Information »Draußen ist es sehr warm«. Sie helfen den Menschen und Tieren in diesen Breiten dabei, den Organismus zu kühlen, damit er nicht überhitzt. Besonders abkühlend wirken Bananen und Kiwi, daneben auch Milchprodukte.

Doch diese Art von Ernährung birgt auch Risiken: Milchprodukte belasten in zu großen Mengen das Lymphsystem. Wer eher friert und sich wenig bewegt – vor allem im Winter –, könnte mit diesen kühlenden Lebensmitteln (trotz der enthaltenen Vitamine) zudem den Körper so schwächen, dass er leichter erkrankt. Generell lässt sich festhalten, dass der Körper das am besten verträgt, was im heimischen Kulturkreis jahreszeitenbedingt wächst oder traditionell eingekellert wurde. Bei extremer sportlicher Betätigung kann man jedoch getrost auf die kühlende Wirkung exotischer Früchte zurückgreifen.

Das Wichtigste beim Essen ist und bleibt aber immer das Wohlgefühl: Eine mit Widerwillen gegessene Mahlzeit – wie gesund sie auch sei – verwandelt sich über die negative Energie der Emotionen in Säure. Es gilt also wie bei so vielem, den goldenen Mittelweg zu finden. Dank Chi-Moving werden Sie einen engeren Kontakt zu Ihren Organen und ein besseres Körpergefühl entwickeln. Dann fällt es Ihnen sicher nicht mehr schwer, einiges vom Speisezettel zu streichen: Sie haben einfach kein Bedürfnis mehr danach.

Wasser

Wasser ist reine Energie und zudem ein Informationsträger. Der menschliche Körper besteht bekanntermaßen zu einem Großteil aus Wasser, mit dessen Hilfe Botenstoffe in jeden Winkel des Organismus transportiert werden.

Bei Stress leiden die Nieren und brauchen mehr Wasser: Durch ausreichendes Trinken von klarem Wasser können sie regelrecht entstresst werden. Im Gegensatz zu Wasser können jedoch viele Getränke den Flüssigkeitsbedarf des Körpers nicht oder nur unzureichend decken, da sie entwässernd wirken, also Wasser entziehen, anstatt es zu liefern: Dazu gehören gezuckerte Getränke, Alkohol, Kaffee, grüner oder schwarzer Tee und Milch.

Wenn dem Körper Wasser fehlt, lassen die Leistungsfähigkeit der Muskeln, die Aufmerksamkeit und Lernfähigkeit stark nach. Deshalb sollte man täglich zwischen zwei und drei Litern Flüssigkeit zusätzlich zur festen Nahrung (die ja auch Wasser enthält) zu sich nehmen. Für den Organismus ist es am angenehmsten, Wasser mit Zimmertemperatur zu trinken; zu Reinigungs- und Entschlackungszwecken empfiehlt sich heißes Wasser ohne Zusätze. Trinken Sie vor dem Training ein Glas Wasser: Die Knorpelmasse der Gelenke beginnt mit der Bewegung anzuschwellen, um die Knochen zu schützen – und dafür benötigt sie Wasser.

Wasser ist ein sehr guter Energieleiter. Da nach dem Sport die Energiebahnen geöffnet sind, sollte man nicht sofort duschen, sondern erst zur Ruhe kommen und sich zentrieren. Ansonsten könnte das Wasser das soeben im Training gewonnene Chi wieder aus dem Körper ausschwemmen.

Sauerstoff

Sauerstoff ist für den Stoffwechsel und die Entschlackung sehr wichtig: Wenn Sie sich sehr langsam bewegen und tief atmen, gelangt genügend Sauerstoff ins Blut, um schädliche Schlacken aufzulösen. Die niedrige, aber dauerhafte Belastung hält den Stoffwechsel an den beanspruchten Muskeln in Gang, denn die Blut- und Energieversorgung wird nicht durch einen stark kontrahierten Muskel abgedrückt. Die »Müllhalden« werden abgetragen, da der Stoffwechsel über die ständige Belastung angeregt wird.

Bewegungen erfolgen im T'ai Chi und Qi Gong im Rhythmus der eigenen Atmung: Das Einatmen ist meist gekoppelt mit Bewegungen nach hinten oder zum Körper hin und dient der Aufnahme von Kraft, die Ausatmung wird zur Kraftentladung genutzt und ist mit Vorwärtsbewegungen verknüpft. Basierend auf der tiefen Atmung und der dauerhaften, geringen Belastung wird die Aufnahmefähigkeit von Sauerstoff erhöht. Chi-Moving, T'ai Chi oder Qi Gong tragen dazu bei – wirkungsvoll und gänzlich ohne schädliche Nebenwirkungen.

Störungen im Bewegungsapparat beseitigen

Verletzungen, Entzündungen oder Operationen am Bewegungsapparat erzeugen im Körper Schutzreaktionen: Der verletzte Muskel oder Knochen wird geschont, und benachbarte Strukturen übernehmen behelfsmäßig die Bewegungsführung. Dabei entwickeln sich auf Dauer schädliche

Kompensationshaltungen, die oft auch nach dem Abheilen der primären Störung nicht aufgelöst werden: Das natürliche Zusammenspiel der einzelnen Strukturen bleibt weiterhin gestört.

Diese Tatsache lässt sich damit erklären, dass die negativen Emotionen des Körpers, die bei der Verletzung entstanden sind, in der Muskulatur und den Sehnen gespeichert bleiben. Ist dieser Bereich physisch geheilt, so können die gespeicherten Emotionen weiterhin Energieblockaden verursachen. Deshalb ist es so wichtig, die Energiebahnen durch sanfte Bewegungen und geistige Öffnung wieder durchlässig zu machen und die Energie in Fluss zu bringen. Der menschliche Geist ist durchaus fähig, sich so zu bündeln, dass er die Energie ungehindert durch die Meridiane lenken kann. Es ist lediglich eine Frage des Trainings – das ist beim Geist nicht anders als beim Körper.

Strukturen, die kompensatorisch für die verletzten Bereiche eingesprungen sind, müssen nach deren Gesundung wieder zu ihrer ursprünglichen Aufgabe zurückfinden. Eine tiefe Atmung erzeugt zudem eine Bewegung, die alle inneren Organe und die Bindegewebsstrukturen dehnt und massiert: Sie regt die Eigenbewegung der Organe an und fördert damit deren Leistungsfähigkeit, den Energiefluss und die Verarbeitung von Panik und Schock.

Bei der Rehabilitation einer Verletzung am Bewegungsapparat stärken Chi-Moving, T'ai Chi und Qi Gong über den ganzheitlichen Ansatz das Zusammenspiel der beteiligten Muskelgruppen und Energiebahnen, um nicht nur den verletzten Bereich zu kräftigen, sondern auch die reibungslose Bewegungskoordination wieder einzuüben. Geschieht das nicht, so ist die Gefahr einer neuerlichen Verletzung in diesem Bereich sehr hoch.

Schlüsselstelle Hüftbeuger

Der Hüftbeugemuskel besteht aus zwei Muskelgruppen und ist verantwortlich für das Vorbeugen des Beckens und das Heben des Oberschenkels; er setzt an Oberschenkel, Becken und an der Wirbelsäule an. Seine Nähe zu den Nieren lässt ihn auf Stress und Angst mit Verkürzung und Verhärtung reagieren; dabei bildet sich oft ein Hohlkreuz, das auch Schmerzen verursachen kann.

Aufgrund der mangelnden Bewegung lagern sich in diesem Bereich leicht Giftstoffe und Schlacken ein, was ihn noch unbeweglicher macht. Der Hüftbeuger kann aber auch mit Bereichen des Dickdarms und den Ovarien verkleben; die ausstrahlenden Schmerzen sind dann oft nicht mehr genau zu lokalisieren. Für die Gesundheit des ganzen Körpers ist es also sehr wichtig, diesen Bereich zu bewegen und auf lange Sicht wieder einen gesunden Muskeltonus herzustellen. Diesen Zweck vermag die optimale Aufrichtung der Lendenwirbelsäule beim Chi-Moving zu erfüllen: Sie dehnt den Hüftbeuger in eine gesunde Länge.

Alltägliche Leerzeiten sinnvoll nutzen

Die meisten Menschen kehren abends nach einem arbeitsreichen Tag erschöpft nach Hause zurück; ihr Energievorrat ist nahezu aufgebraucht, und sie haben nur noch den einen Wunsch: Ruhe. Ihr Geist jedoch ist wach und aktiv und kann die Probleme des Tages nicht so einfach loslassen, wie sie es gern möchten. Die Lösung heißt Ablenkung, die unsere Zeit in vielen Ausführungen bereithält: Fernsehen, Alkohol oder Internet sind nur einige davon.

Doch man kann ebenso gut auch mit dem Energiesparen anfangen. Dafür nutzen Sie die »Leerzeiten« Ihres Alltags: im Zug oder Bus, beim Warten in einer Schlange, an einer roten Ampel oder im Stau oder bei einer monotonen einfachen Tätigkeit. Diese vorher nutzlos vergeudete Zeit können Sie nun aktiv als Energietankstelle und Übungszeit nutzen.

Wo immer Sie stehen müssen, richten Sie die Füße auf und verschrauben die minimal gebeugten Beine. Dann lassen Sie den Brustkorb sinken und bewegen den Solarplexus nach innen, sodass das Hohlkreuz verschwindet. Im Sitzen pressen Sie die Lendenwirbelsäule in die Stuhllehne und atmen tief bis in die Nieren ein. Sicher finden Sie in Ihrem Alltag auch eine Minute, in der Sie die Augen schließen und sich auf Ihren inneren Kraftpunkt konzentrieren können.

Sie können überall üben – dadurch wird die Umsetzung der eingeübten Chi-Moving-Prinzipien, wie beispielsweise der optimalen Körperhaltung oder der geistigen Zentrierung, als Alltagshaltung erst möglich. Um eine dauerhafte Veränderung der eigenen Körperhaltung zu erreichen, genügen leider 20 Minuten Gymnastik täglich nicht, obwohl sie gesundheitsfördernd und wohltuend ist. Es ist viel wichtiger, Fehlhaltungen im Alltag aufzuspüren, sich bewusst zu machen und durch ein gezieltes Training zu beheben.

Beginnen Sie gleich morgens mit der ersten Übungseinheit: Sie stellen sich vor das Waschbecken in den Reiterstand und bleiben mit verschraubten und gebeugten Beinen so lange stehen, bis Sie Ihre Zähne geputzt haben. Wenn Sie schon ein wenig Übung haben, können Sie sich in dieser Stellung auch rasieren oder die Haare fönen. Damit haben Sie Ihrem Körper ein gesundes Spannungsmuster für den Tag gegeben.

Geschirrspülen, Arbeiten an der Werkbank und am Computer, Staubsaugen und vieles mehr wird so zur Trainingszeit und kostet Sie viel weniger Energie als in der Fehlhaltung.

Wenn Sie Ihren Alltag erst mit Energietankstellen angefüllt haben, werden Sie feststellen, dass Ihr Energieniveau am Abend höher sein wird als je zuvor: Sie können nun Ihren Feierabend mit ganz neuen Kräften genießen.

CHI-MOVING: DIE ÜBUNGEN

Die hier beschriebenen Chi-Moving-Sequenzen sind einfach durchzuführen und ohne jedes gesundheitliche Risiko; sie empfehlen sich besonders bei Verspannungen und Fehlhaltungen und eignen sich für alle Altersgruppen und auch für Anfänger ohne Vorkenntnisse. Sollten Sie nur wenig Zeit haben, so sind Sie nicht an eine starre Übungsfolge gebunden, sondern können einzelne Elemente auswählen und nach Ihren Bedürfnissen miteinander kombinieren.

Unerlässlich ist allerdings die Freude am Üben und die Bündelung des Geistes auf die vor sich gehenden inneren Veränderungen. Beobachten Sie sich und genießen Sie den Augenblick! Wenn Sie Ihre Konzentration auf Ihre Wirbelsäule lenken, wird dorthin auch sofort mehr Energie strömen, denn sobald Sie sich bewusst mit Ihrem Körper beschäftigen, ruhen Sie an Ihrem Kraftpunkt.

Sie können mit der geistigen Anwesenheit in den bewegten Bereichen einen sehr viel größeren Trainingseffekt erzielen als ohne sie: Durch die Übungen werden Ihre Energiebahnen geöffnet; ohne geistigen Fokus und Bündelung könnten Sie jedoch dabei Energie verlieren. Das Zentrieren stärkt Sie für den Kontakt mit der Außenwelt, führt Sie an Ihren Kraftpunkt und lenkt die Energierichtung nach innen. Vergessen Sie nicht, Ihr Übungsprogramm stets mit dem Zentrieren der Energien im Chi-Ball zu beenden: So können Sie die im Training gewonnene Energie in den Alltag mitnehmen.

Chi-Moving-Sequenz im Stehen

Schütteln

Stellen Sie sich mit leicht gebeugten Beinen, schulterbreit voneinander entfernten Füßen und entspannten Schultern stabil hin. Sie beginnen mit einem federnden Wippen der Knie und Hüftgelenke und schütteln den ganzen Körper aus. Dieses Ausschütteln begleiten Sie mit einem Brummen und Stöhnen, um die inneren Organe zu entlasten. Atmen Sie dabei lang aus und genießen Sie es, sich völlig unbeschwert zu äußern und den aufgestauten Emotionen Raum zu geben.

Es fühlt sich an, als ob Sie den Alltag abschütteln würden. Das Schütteln bringt die Energie in Bewegung und befreit Sie von altem Ballast. Also nur Mut!

Schwanken (Abbildung 26–27)

Aus dem Schütteln wird allmählich ein Schwanken. Sie drücken mit den Zehen gegen die Erde, stoßen sich ab – ohne allerdings die Füße vom Boden zu heben – und schwanken nach hinten.

Um nicht umzufallen, kompensiert der Körper die Rückwärtsbewegung, indem die Hüfte nach vorn zieht, während nun die Fersen fest auf den Boden drücken. Der Hüfte folgt der Bauch- und Brustbereich nach vorn und zeitlich versetzt auch langsam der Kopf. Es hat sich eine schlängelnde Bewegung nach vorn ergeben.

Nun muss wieder dem Fallen nach vorn entgegengewirkt werden. Erneut drücken die Zehen nach unten, und die Hüfte bewegt sich nach hinten. Sehr wichtig dabei ist, dass sich die Lendenwirbelsäule nach hinten rundet. Diese Rundung setzt sich in der Wirbelsäule nach oben fort und endet mit einem langsamen Heben des Kopfes.

Von der Seite betrachtet führt der ganze Körper eine vertikale Schlängelbewegung durch, die in den Füßen entsteht, nicht im Oberkörper. Nur die Füße sind aktiv, der Rest folgt und kompensiert entspannt die entstandene Bewegung. Je besser Sie im Körper loslassen, desto mehr Energie fließt, desto gebündelter ist Ihr Geist und desto mehr Kraft können Sie tanken.

Der gespannte Bogen

Eine ausführliche Anleitung für diese komplexe Übung finden Sie auf Seite 47ff.; da sie so wichtig ist und die folgende Übung auf ihr aufbaut, sei sie hier noch einmal in Kurzfassung wiederholt.

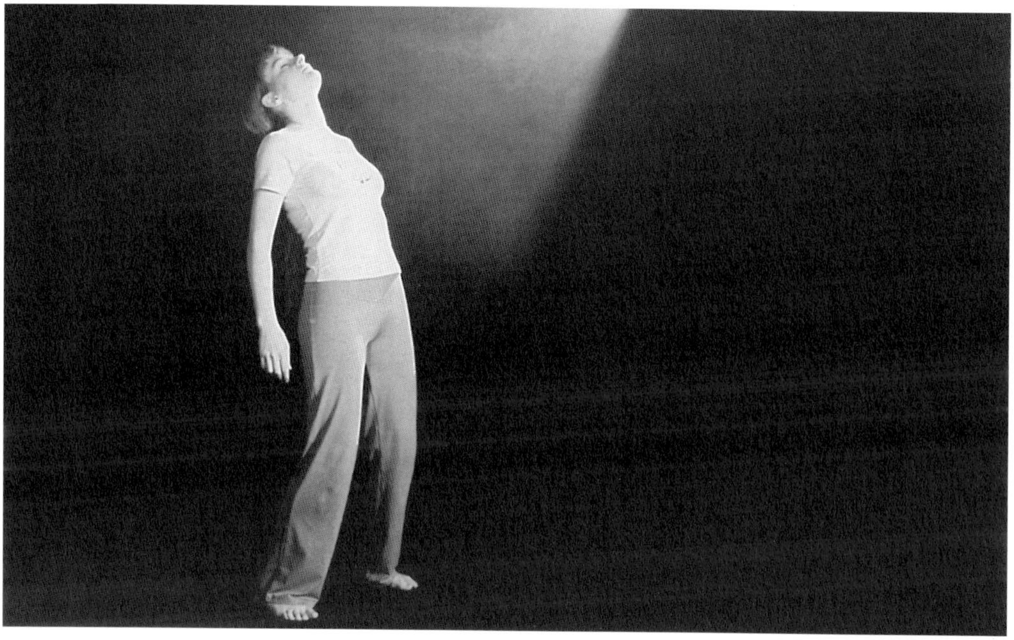

26. Schwanken nach hinten.

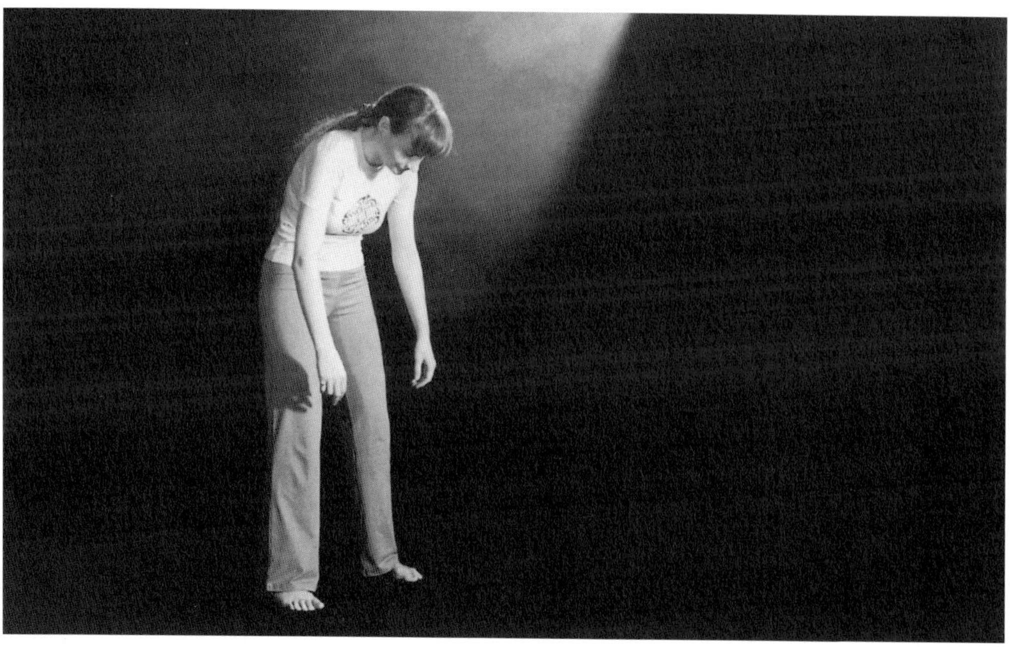

27. Schwanken nach vorn.

Sie stehen stabil mit gespreizten Beinen und gebeugten Knien und stützen sich mit den Händen auf die Oberschenkel auf. Ein Teil des Oberkörpergewichtes wird so direkt in die Fersen abgeleitet. Sie starten mit geradem Rücken und beginnen eine einrollende Bewegung des Beckens. Dieses Einrollen setzt sich in einem Katzenbuckel über die gesamte Wirbelsäule nach oben fort. Der Hinterkopf wird Richtung Decke nach oben gedrückt, der Blick bleibt nach unten gerichtet. Die Wirbelsäule und der Hinterkopf bilden einen gleichmäßig gespannten Bogen.

Während der Rundung des Rückens atmen Sie tief in Bauch, Taille und Rücken ein; die Ausatmung erfolgt, wenn Sie entspannt in eine hohlkreuzähnliche Position zurücksinken. Diese beiden Bewegungen wechseln sich ab. Legen Sie Ihre Zunge an den oberen Gaumen hinter die Schneidezähne, sodass die Energie, die Sie mit dem Bewegungsablauf nach oben gepumpt haben, abfließen kann.

Hochrollen (Abbildung 28)

Richten Sie sich aus der vorherigen Position sehr langsam und mit gebeugten Beinen auf. Lassen Sie dabei den Kopf und die Arme hängen und rollen Sie Wirbel für Wirbel nach oben.

Der Kopf hängt entspannt, bis Sie sich vollständig aufgerichtet haben. So kann sich Ihr Kreislauf am besten an die veränderten Druckverhältnisse gewöhnen.

Bei jeder Übung mit gesenktem Kopf sollten Sie immer auf diese Weise nach oben kommen.

Flug der Wildgans (Abbildung 29–30)

Diese Bewegung gleicht dem Flügelschlag einer Wildgans. Es kommt dabei verstärkt darauf an, die Bewegungen der Beine, des Rumpfes und der Arme miteinander zu koordinieren und alles aus der Mitte heraus zu bewegen.

Sie stehen im Reiterstand. Die Beine stehen schulterbreit auseinander und sind gebeugt, die Arme haben Sie auf Schulterhöhe seitlich angehoben. Die folgenden Bewegungen finden gleichzeitig statt.

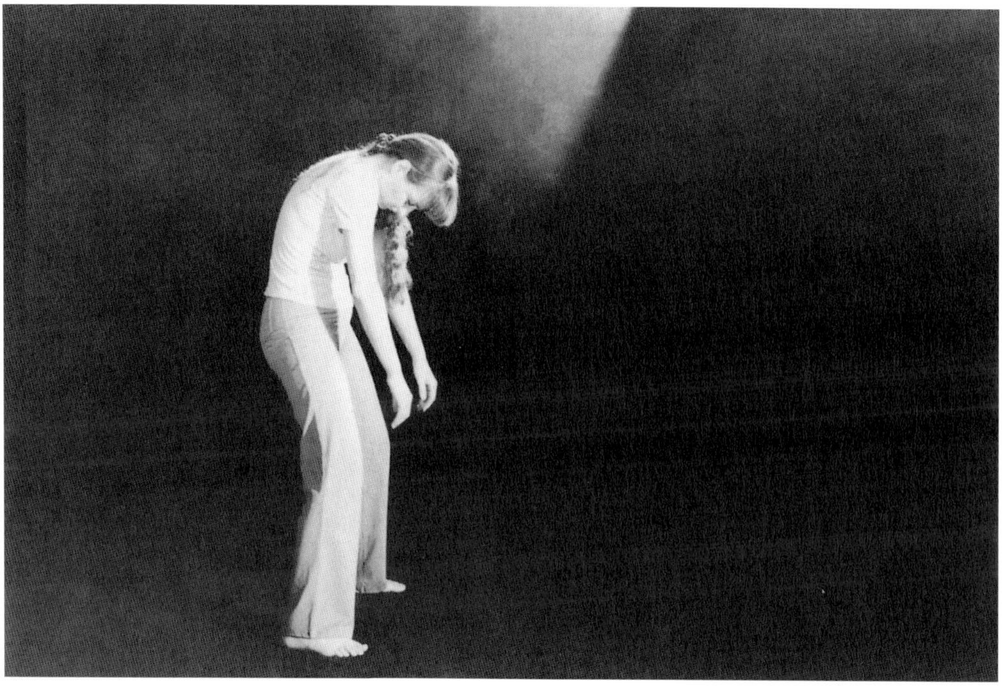

28. Hochrollen von unten nach oben.

Sie rollen den Solarplexus nach innen und erreichen dadurch eine leichte Rundung in der Lendenwirbelsäule auf Nierenhöhe. Zusätzlich beugen Sie die Beine, indem Sie sich nach hinten absetzen. Die Knie bewegen sich dabei aber keinesfalls nach vorn! Der Po senkt sich nach hinten und unten, sodass der Knick in den Leisten deutlicher wird.

Ihre Arme bewegen sich parallel dazu ebenfalls nach unten, so als würden Sie mit den Flügeln schlagen: Der Ellbogen initiiert dabei immer die Bewegung und führt sie an, ob es nun nach unten oder oben geht. Dadurch entsteht eine weiche Wellenbewegung, die die Schulter- und Nackenpartie entspannt. Üben Sie mit einer Vorstellung der Leichtigkeit, als hätten Sie wirklich Flügel anstelle der Arme.

Die Aufwärtsbewegung wird wieder in der Mitte, auf Höhe des Solarplexus, gestartet. Sie richten die Rundung der Wirbelsäule auf, nehmen die Beugung der Beine etwas zurück und führen die Arme mit den steigenden Ellbogen wieder nach oben.

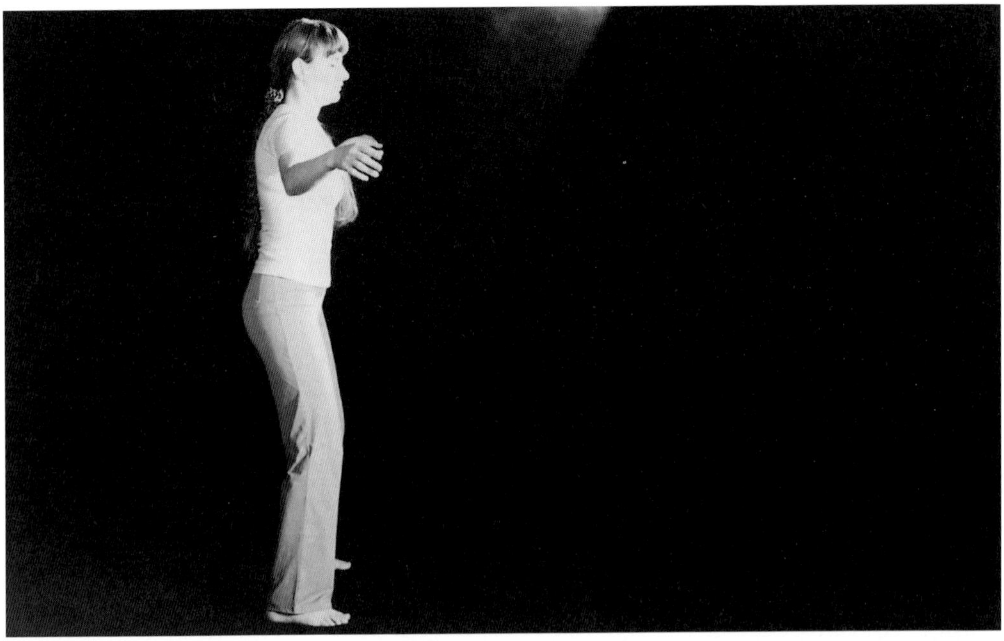

29. Flug der Wildgans: Die Arme beginnen zu sinken, noch ist der Rücken hohl.

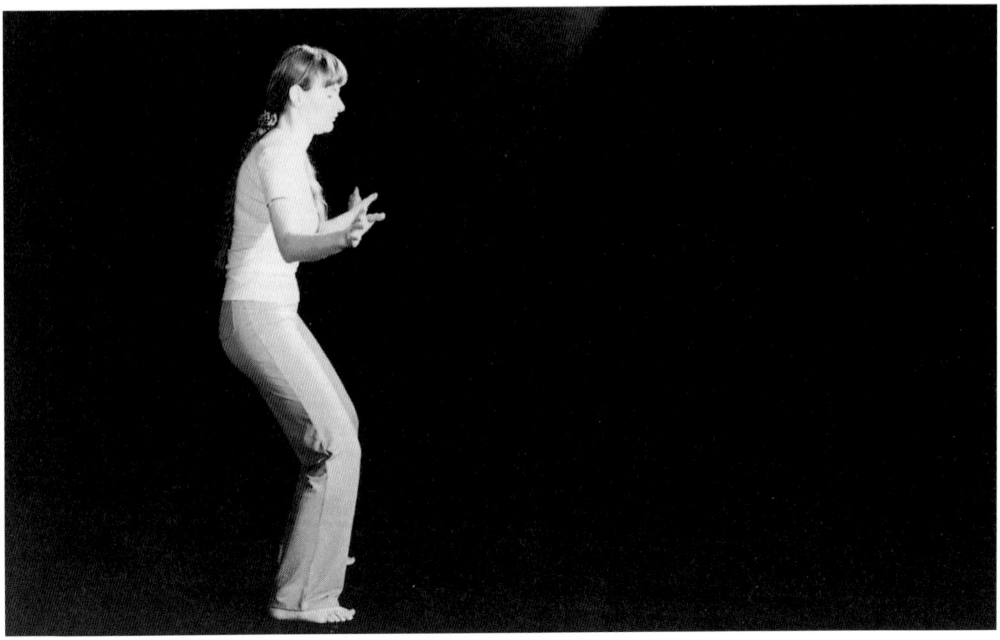

30. Die Lendenwirbelsäule wird aufgerichtet, die Arme ziehen nach unten.

Der Atem gibt Ihnen den Rhythmus der Bewegung vor: Das Ausatmen begleitet das Sinken der Flügel, während Sie mit dem Einatmen wieder groß werden und die Flügel heben. Atmen Sie langsam und vollständig aus und fühlen Sie, wie Sie mit dem Einatmen neue Kraft tanken. Schließen Sie die Augen, erspüren Sie die Bewegung und stellen Sie sich vor, wie ein Vogel zu fliegen. Genießen Sie das leichte Gefühl in Ihrem Körper und die tiefe Atmung.

Die Wildgans landet auf dem Wasser (Abbildung 31–32)

Die nächste Übung gleicht dem Flügelschlag einer Wildgans, die auf dem Wasser zur Landung ansetzt. Dabei setzt sie die Füße wie Wasserski auf die Wasseroberfläche und bremst mit einem Flügelschlag vorwärts.

Wenn Sie die vorige Übung beendet haben, konzentrieren Sie den Schwerpunkt der Bewegung auf das Einsinken des Solarplexus. Dabei rundet sich der Rücken, während die Arme ganz von selbst nach vorn ziehen; Sie sollten diese aus den sich vor- und zurückbewegenden Schultern heraus lenken und nicht mit ihnen die Bewegung führen.

Nun bewegt sich der Solarplexus nach vorn und öffnet dabei die Arme zur Seite hin – Ihre »Flügel« breiten sich wieder aus. Je weicher und passiver die Muskulatur der Arme ist, desto besser wird der Energiefluss in diesem oft sehr verspannten Bereich.

Die Auf- und Abwärtsbewegung der Beine aus der vorigen Übung ist einem Vor- und Zurückschwanken gewichen; dennoch bleiben die Beine aber weiterhin leicht gebeugt.

Diese Bewegung aktiviert vor allem den Bauchbereich auf Höhe des Solarplexus, denn sie massiert Leber, Magen, Bauchspeicheldrüse und Milz sowie die Schlingen des Dickdarms. Gerade der Dickdarm ist für diese Übung dankbar, da sich in seinen Schlingen Schlacken festsetzen können, die mit dieser Bewegung losmassiert werden.

Das Öffnen und Einsinken des Brustkorbs führt zu einer tiefen und befreiten Atmung. Auch hier können Sie mit geschlossenen Augen noch tiefer in den Atem- und Bewegungsfluss eintauchen.

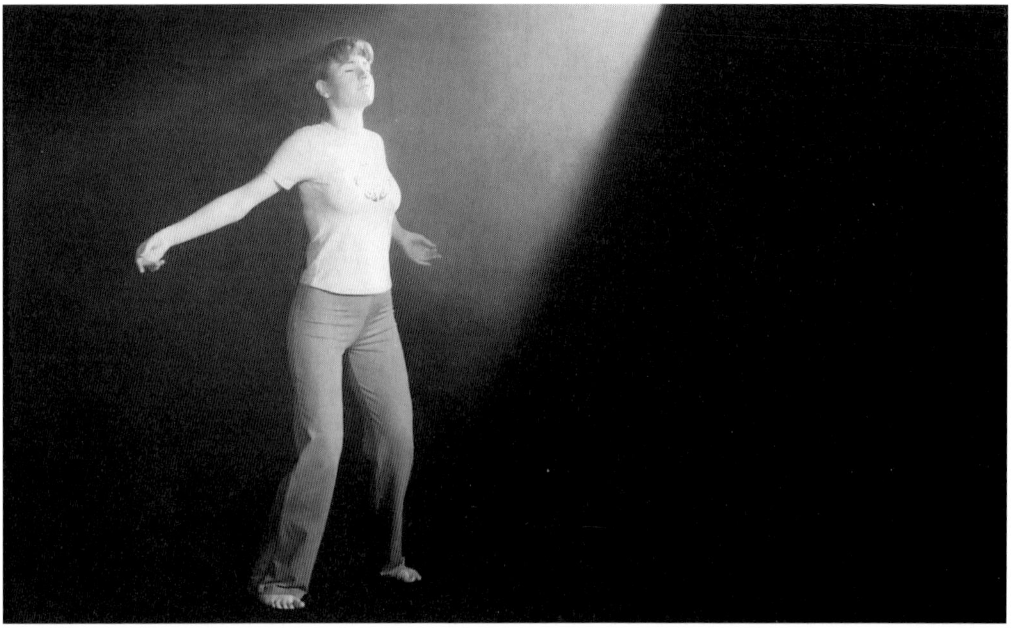

31. Die Wildgans landet auf dem Wasser: Der Oberkörper ist durch das extreme Hohlkreuz nach hinten gedehnt.

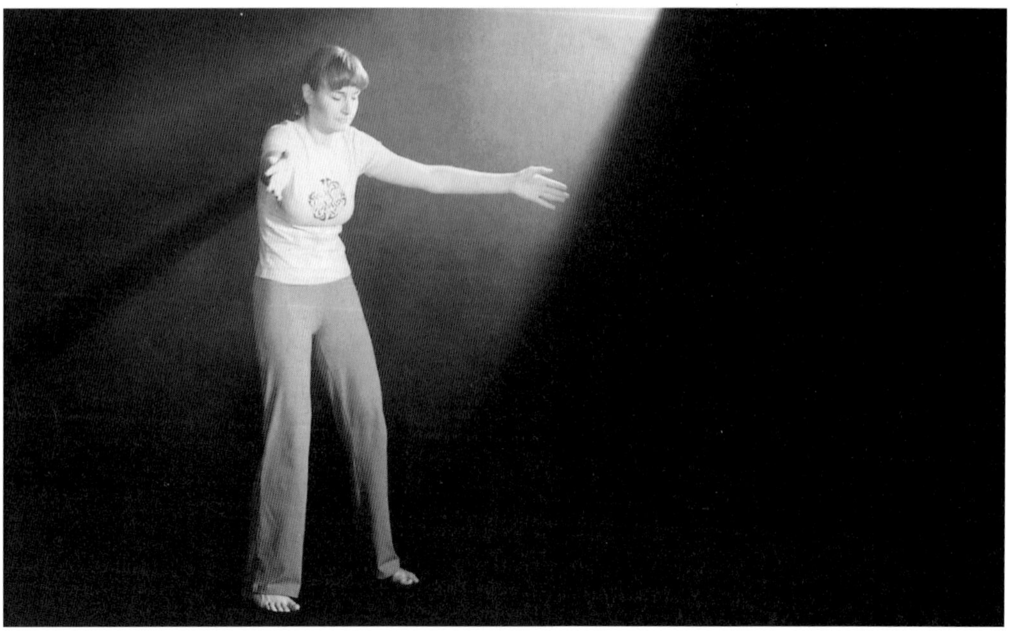

32. Der Solarplexus bewegt sich nach innen und zieht die Arme nach vorn.

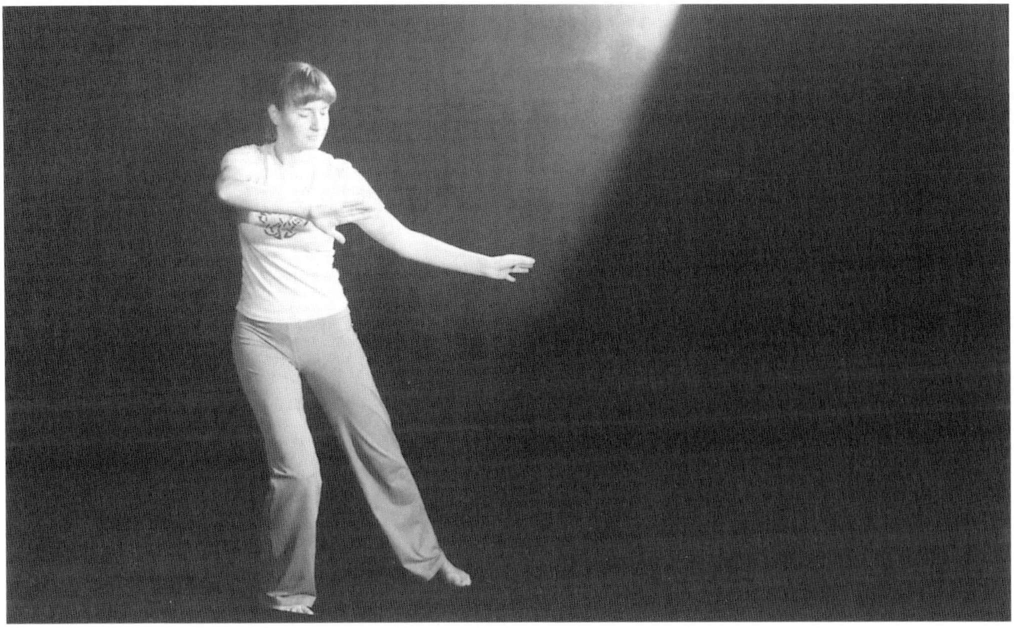

33. Über die Ähren streichen: Bevor die Drehung beginnt, muss die Gewichtsverlagerung vollständig abgeschlossen sein.

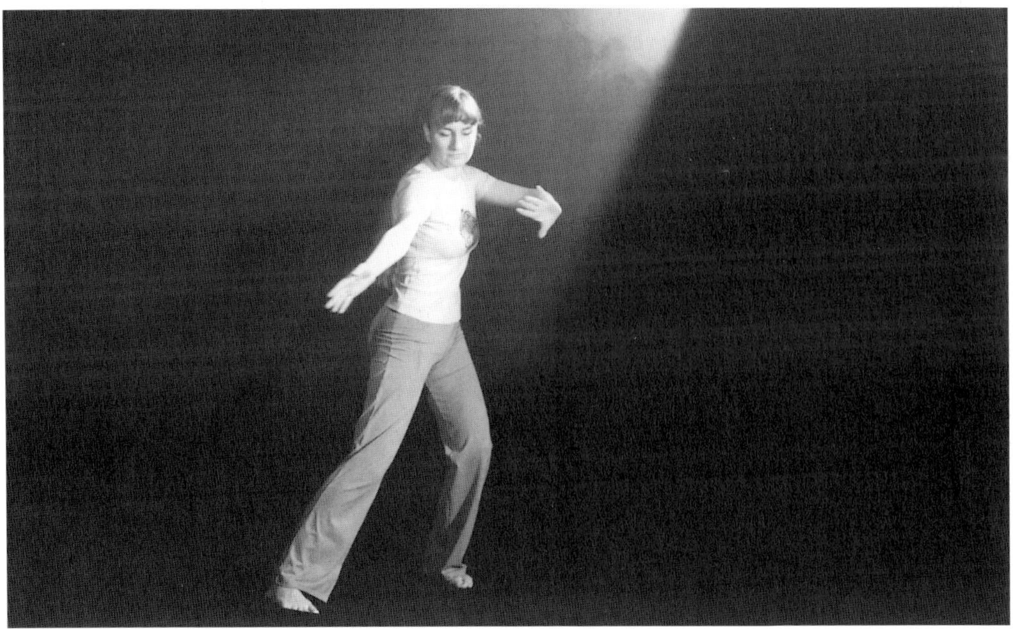

34. Die Arme fliegen der Bewegung hinterher.

Über die Ähren streichen (Abbildung 33–34)

Sie bleiben im stabilen, schulterbreiten Reiterstand. Das Gewicht ruht während der ganzen Übung auf den Fersen. Langsam beginnen Sie nun, das Gewicht auf das rechte Bein zu verlagern, ohne den Oberkörper zu neigen. Achten Sie dabei auf Ihre Knie, die immer über dem Spann bleiben sollten.

Die Verlagerung erfolgt so, dass Ihre Beine stets gebeugt bleiben – so als würden Sie unter einer niedrigen Decke üben und hätten Angst, sich den Kopf zu stoßen. Halten Sie die Hände auf Hüfthöhe, als ob Sie über ein Ährenfeld streichen würden, während Sie hin- und herpendeln, und schließen Sie die Augen. Erspüren Sie die Bewegung genau.

Verlagern Sie nun auf das linke Bein und beginnen Sie die Hüfte und den aufrechten Oberkörper langsam nach links außen zu wenden. Sie drehen die Hüfte und von unten nach oben Wirbel für Wirbel, bis auch der Kopf in diese neue Richtung zeigt. Das Verdrehen der Hüfte überträgt sich spiralförmig auf die Sehnen und Muskeln der Beine bis hinab zum Fuß.

Durch das Drehen des Brustkorbs und der Schultern haben sich Arme und Hände mit nach links bewegt: Sie folgen wie Fahnen, die man hinter sich herzieht.

Nun beginnen Sie wieder die Bewegung zurück nach rechts. Sie starten mit der weiterhin nach links eingedrehten Hüfte, sozusagen im »Rückwärtsgang«. Haben Sie das Gewicht vollständig auf das rechte Bein verlagert, so beginnen Sie mit dem Verdrehen des ganzen Körpers nach links, von unten nach oben. Ihre Arme »fliegen« dieser Bewegung hinterher. Wichtig ist, dass Sie immer nach hinten verlagern und die Bewegung aus der Bauchmitte entstehen lassen. Schwingen Sie hin und her und integrieren Sie die Atmung beispielsweise so, dass das Einatmen während der Rückwärtsverlagerung erfolgt und das Ausatmen während der Verdrehung. Schließen Sie die Augen und erspüren Sie Ihren Körper von den Füßen bis zum Kopf.

Dies ist eine spezielle Übung, um die vielen Sehnen und Bänder im ganzen Körper zu trainieren; aber auch die kleinen Muskeln an der Wirbelsäule kommen über die Verdrehung in den Genuss einer Dehnung und Kräftigung. Üben Sie niemals an die Schmerzgrenze heran, bleiben Sie jedoch beständig dabei – wie das Wasser, das durch stetige Reibung den Stein abschleift.

Wiegende Armspiralen (Abbildung 35–38)

Diese Bewegung baut auf der vorherigen auf. Hinzu kommt ein spiralförmiges Verdrehen der Arme, um so alle beteiligten Sehnen dort zu erreichen. Diese Übung dient dem Training der Flexibilität in Händen und Armen und löst Schlacken ab.

Die Bein-, Hüft- und Oberkörperbewegung bleibt wie in der eben absolvierten Übung. Beginnen Sie mit der Armbewegung, wenn Sie ganz auf die rechte Seite verlagert haben und auch nach rechts blicken. Strecken Sie Ihre Arme horizontal aus, wobei die Handflächen nach oben zeigen. Verdrehen Sie die Hände so weit, dass der kleine Finger nach oben zeigt; dabei werden die Sehnen gespannt.

Während der Rückwärtsverlagerung des Körpers rollen Sie zuerst die Finger ein, dann die Handgelenke, bis Sie Zug in den Unterarmen spüren. Bis dahin bleiben die Ellbogen gestreckt. Jetzt beugen Sie diese und ziehen die eingerollten Hände unter Ihre Achseln. Der Körper hat nun die Rückwärtsverlagerung beendet und dreht jetzt auf die linke Seite. Ziehen Sie die Ellbogen nach oben und nach vorn und verdrehen Sie die Hände so, dass wieder die kleinen Finger nach oben zeigen und Handrücken an Handrücken liegt. Dann schieben Sie die verdrehten Hände nach vorn. Mit der Rückwärtsverlagerung lassen Sie die Spannung in den Händen los und drehen die Handflächen erneut nach oben.

Wenn Sie den Bewegungsablauf gemeistert haben und fortgeschritten sind, können Sie auch mit der Gegenrichtung der Armbewegung experimentieren.

Stehen wie ein Baum (Abbildung 39–40)

Diese wichtige Übung dient dazu, Struktur und Energie zu verbessern. Ausgangspunkt ist der Reiterstand.

Sie heben langsam die Arme, als wollten Sie einen riesigen Ball halten. Die Handflächen befinden sich auf Schulterhöhe und zeigen zum Gesicht, die Arme sind dadurch leicht verschraubt. Die Ellbogen hängen tiefer als die Schultern, sodass die Schultern entspannt gehalten werden können.

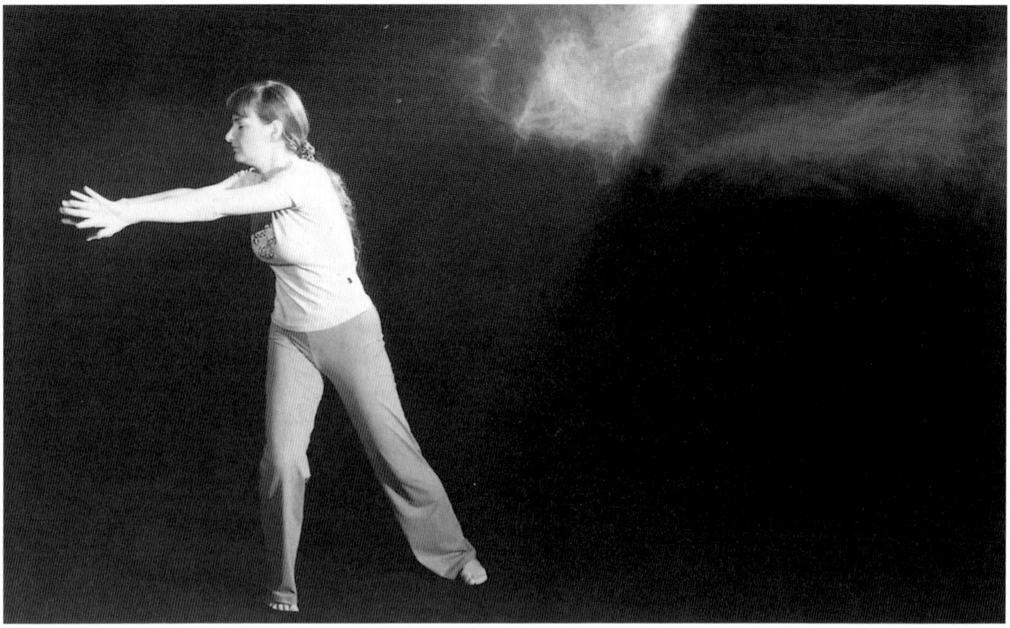

35. Wiegende Armspiralen: Die Vorwärtsverlagerung nach rechts hat ihre maximale Position erreicht.

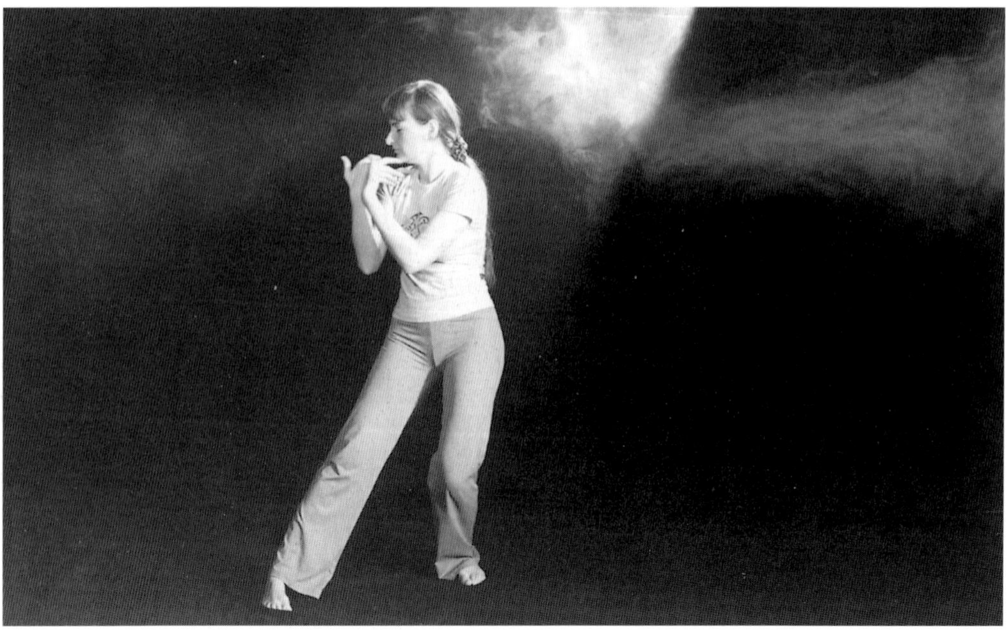

36. Die Hände werden beim Rückwärtsverlagern eingerollt.

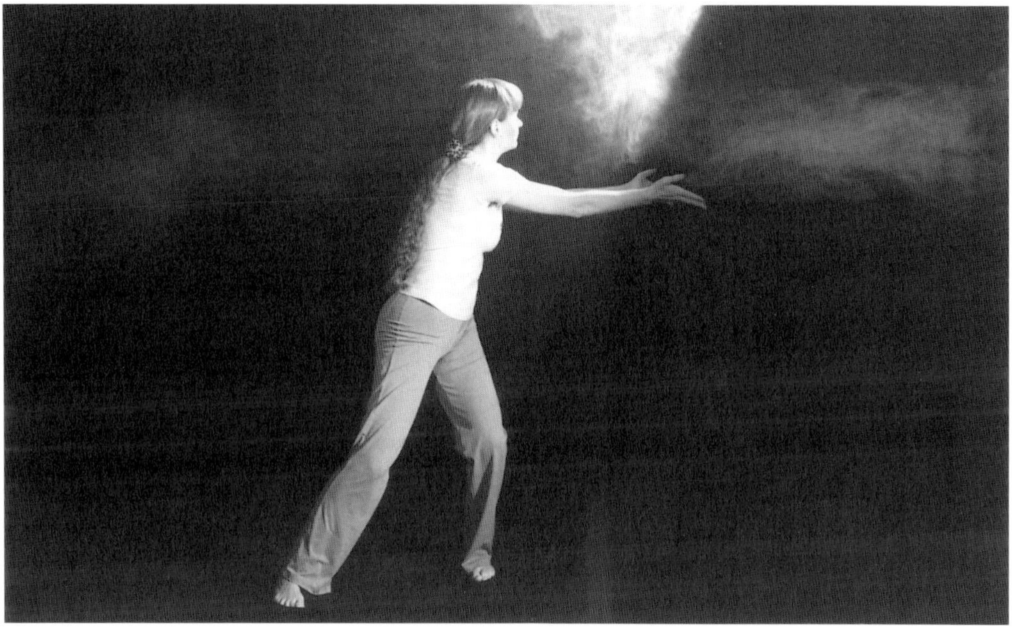

37. Nach der Drehung werden die Arme wieder nach vorn geschoben; hier steht das Einrollen der Hände und das Rückwärtsverlagern unmittelbar bevor.

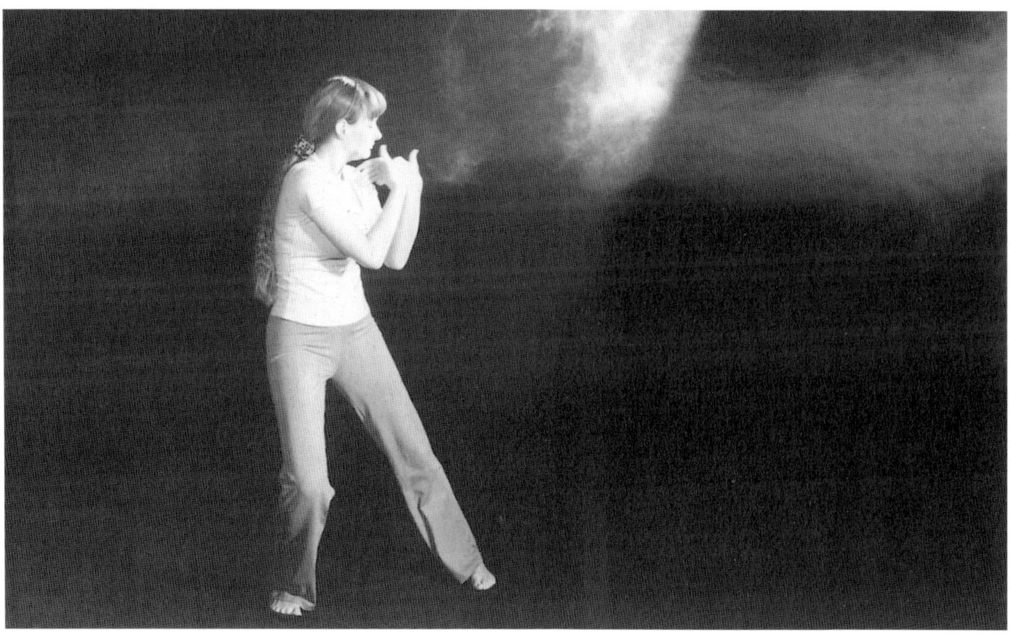

38. Das Gewicht wird rückwärts verlagert.

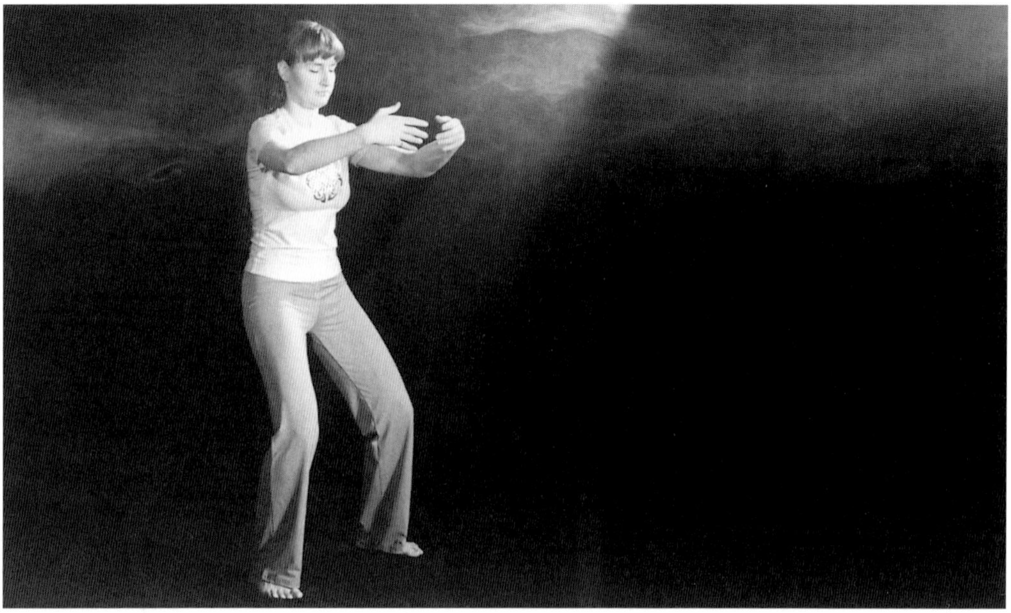

39. Stehen wie ein Baum: Die Arme sind völlig entspannt und bilden mühelos einen Kreis.

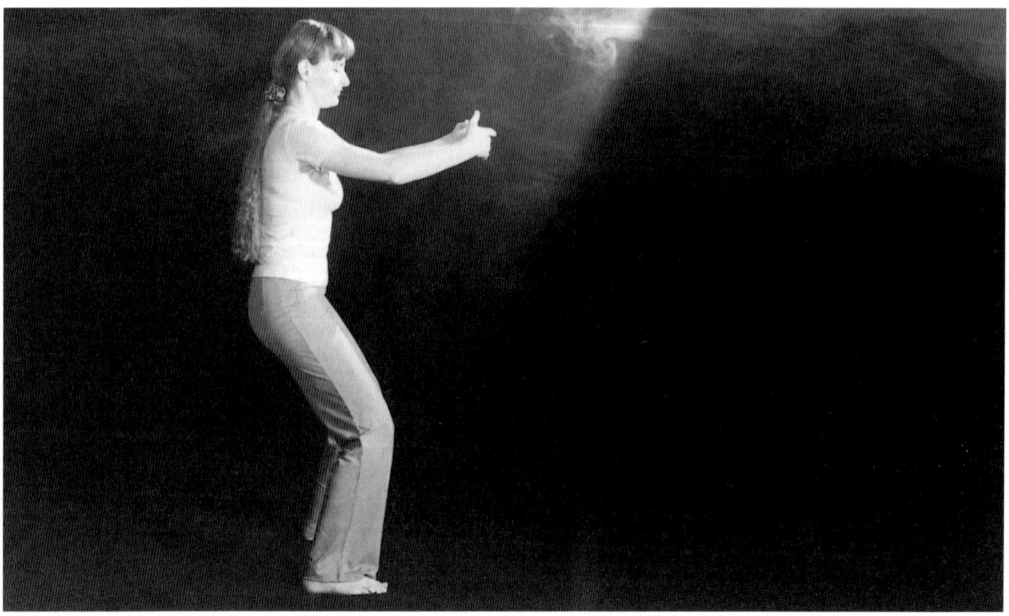

40. Die Hüften sind deutlich gebeugt, die Wirbelsäule ist aufgerichtet, während der Scheitelpunkt nach oben zieht.

Achten Sie immer darauf, die Arme so zu heben, dass Sie die Schultern nicht anspannen. Heben Sie die Arme öfter nach oben in die Rundung, bis Sie das Gefühl haben, dass Sie sich überhaupt nicht anstrengen müssen: Die Arme »schweben« regelrecht in ihre Position.

Wird das Halten unangenehm in den Schultern, so senken Sie die Arme wieder und beginnen erneut, das entspannte Gefühl mit in die gehobene Position zu nehmen. Sie sollen sich nicht durchquälen, sondern heiter, entspannt und durchlässig bleiben, selbst in einer anstrengenden Körperposition. Gelingt es Ihnen, dieses Wohlgefühl zu behalten, fließen die Energien und helfen Ihnen dadurch, die Arme zu tragen. Damit trainieren Sie auch neue Reaktionsmechanismen für den alltäglichen Stress.

Ein Problem, das oft beim Anheben der Arme auftritt, ist das Zurückfallen in die Hohlkreuzposition. Man »stemmt« sozusagen die Arme mit dem zurückgewinkelten Kreuz nach oben. Dadurch wird das Gewicht der Arme nicht mehr in die Beine abgeleitet, sondern landet an der »Knickstelle«, im Hohlkreuz. Dort verursacht es auf Dauer Probleme und verhindert eine optimale Aufrichtung der Wirbelsäule. Beobachten und spüren Sie währenddessen immer wieder zu Ihrem Solarplexus hin und bewegen Sie ihn nach innen, damit die Wirbel senkrecht übereinander stehen. Die Energie kann dann im Körper zirkulieren und wird Ihnen helfen, diese Stellung leicht und entspannt zu halten.

Atmen Sie tief ein und schicken Sie die Ausatmung geistig in die Bauchhöhle hinunter; bei jedem Atemzug erhalten Sie mehr Kraft. Fühlen Sie sich wie ein Baum, der fest verwurzelt an einem schönen Platz steht. Er nimmt Energie über die Wurzeln (Füße) auf, die durch den Körper bis hinauf zum Kopf strömt. Das Licht der Sonne scheint von oben auf die Äste und Blätter (Arme und Finger) und wird von ihnen aufgesogen. Das ruhige, heitere Bewusstsein des Baumes verdaut die aufgenommenen Naturkräfte zu körpereigenem Chi.

Energiebestrahlung (Abbildung 41–43)

Starten Sie aus der Position »Stehen wie ein Baum« und führen Sie Ihre Hände nahe vor das Gesicht, ohne es zu berühren. Spüren Sie die Strahlung und Wärme, die aus den Händen fließt.

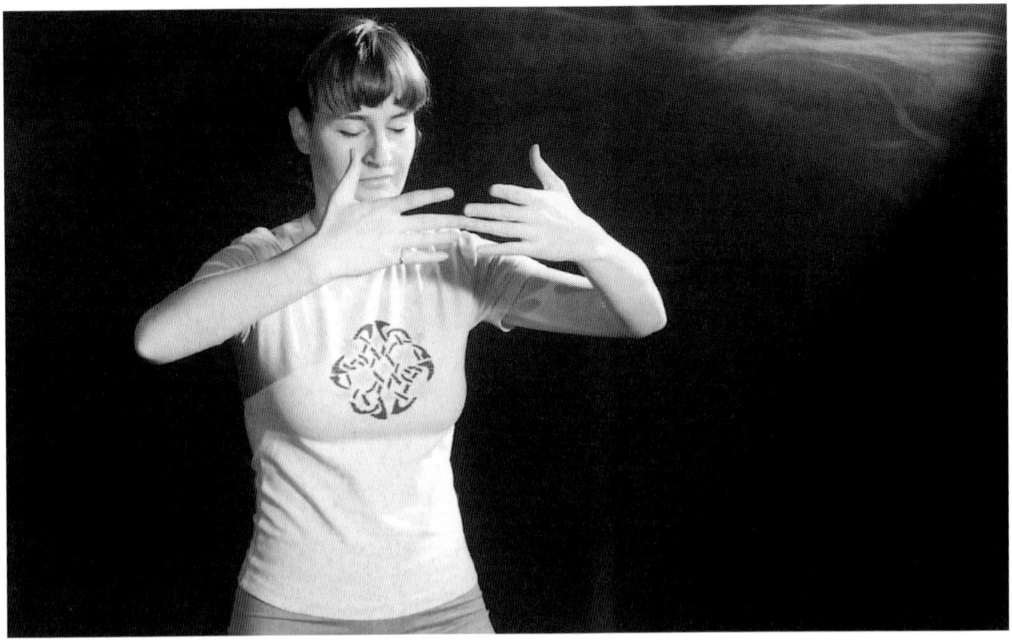

41. Energiebestrahlung: Im Kopfbereich sind die Hände weich geöffnet.

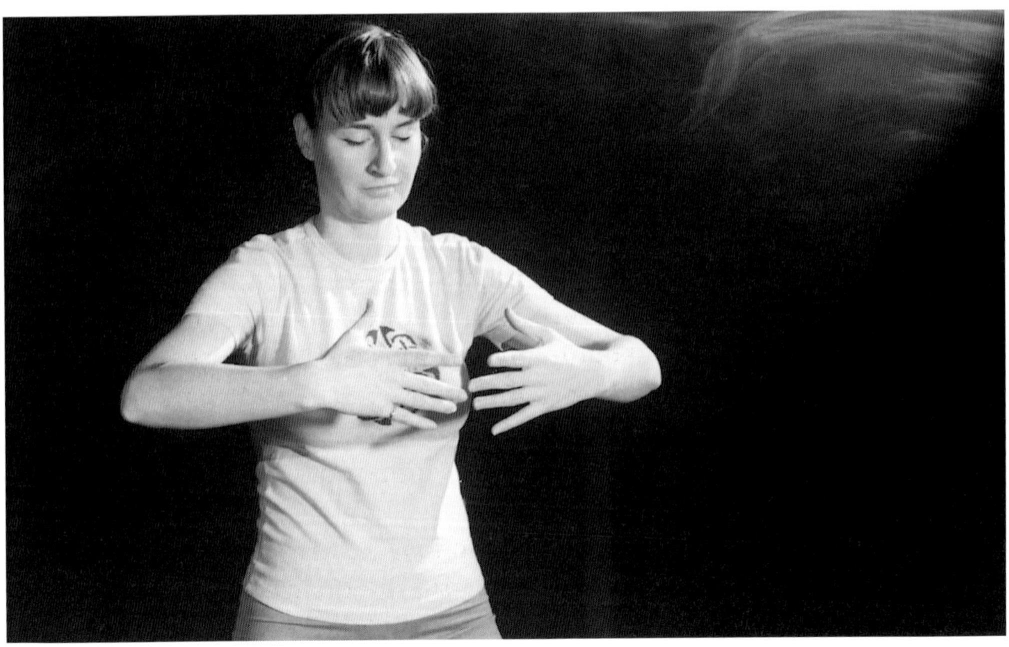

42. Die Rundung der Arme lässt die Energie fließen.

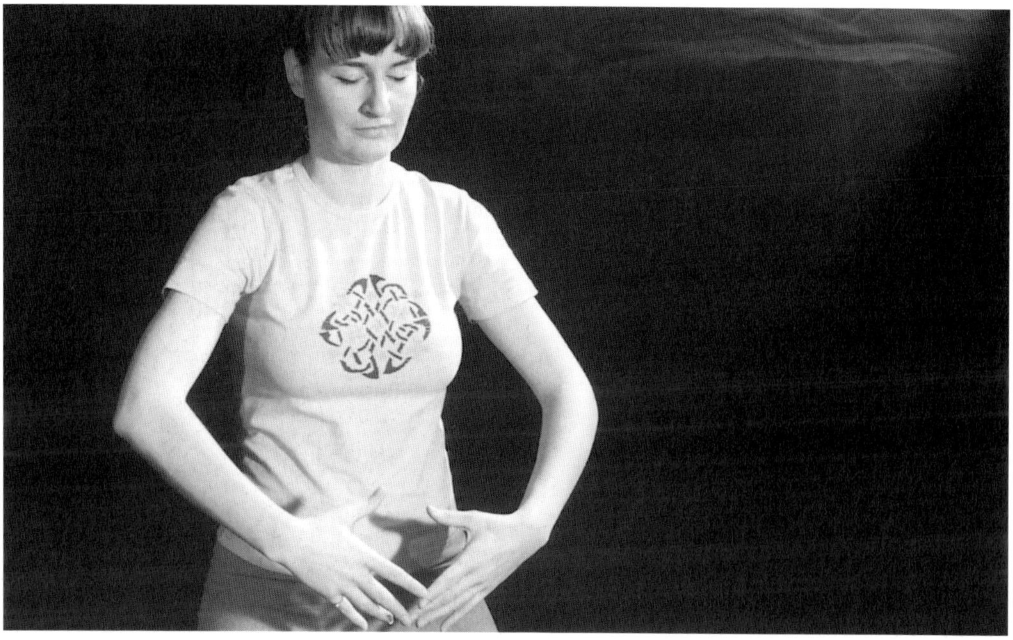

43. Der innere Kraftpunkt wird bestrahlt.

In der Mitte des Handtellers befindet sich ein großes Energiezentrum, »Palast der Mühen« genannt. Daraus strahlt eine starke und warme Energie. Diese lenken Sie zunächst zu Ihren Augen. Die geschlossenen Augen nehmen die angebotene Kraft gern auf. Fühlen Sie, wie sich die Augen entspannen und in die Augenhöhlen zurücksinken.

Danach zielen Sie mit den Handmitten auf den Nasen- und Nebenhöhlenbereich. Atmen Sie tief ein und stellen Sie sich vor, wie das Immunsystem in der Nase und den Nebenhöhlen durch die Energie gestärkt wird.

Ihre Hände gleiten nun weiter nach unten und stehen jetzt vor dem Mund. Lassen Sie die Energie in Zähne, Zahnfleisch und Gaumen fließen; halten Sie dabei Ihre Zunge oben am Gaumen hinter den Schneidezähnen.

Bewegen Sie dann Ihre Hände nach außen und führen Sie die Mitte des Handtellers über die Ohren. Hier kann man die Energie sehr deutlich spüren. Lassen Sie einen warmen Strahl genau in die Ohröffnung fließen. Die Ohren haben keine Möglichkeit, sich vor Lärm und Unruhe zu schließen –

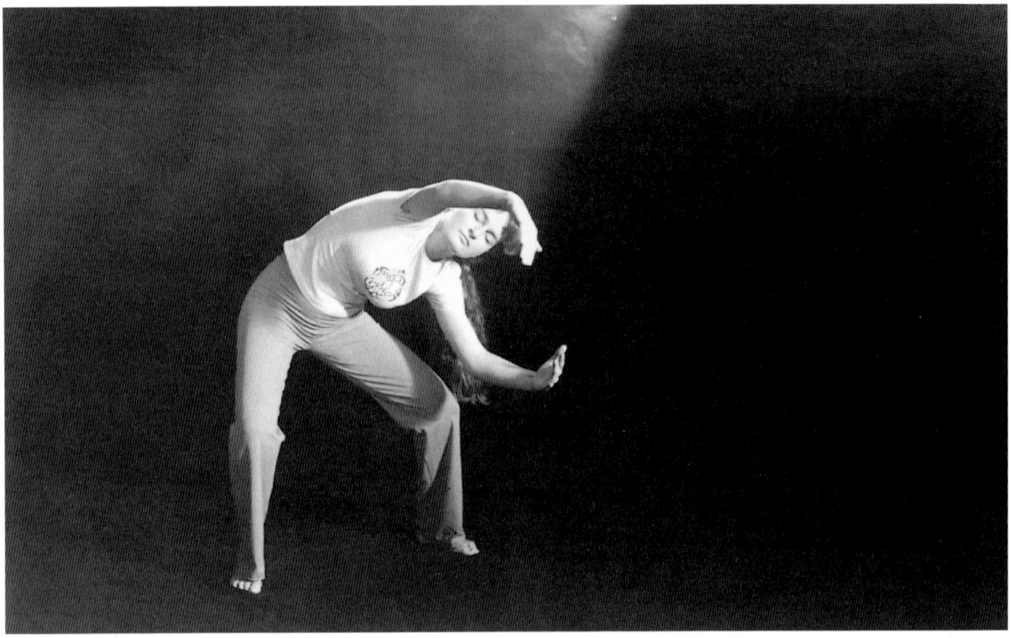

44. Spiel mit dem Chi-Ball

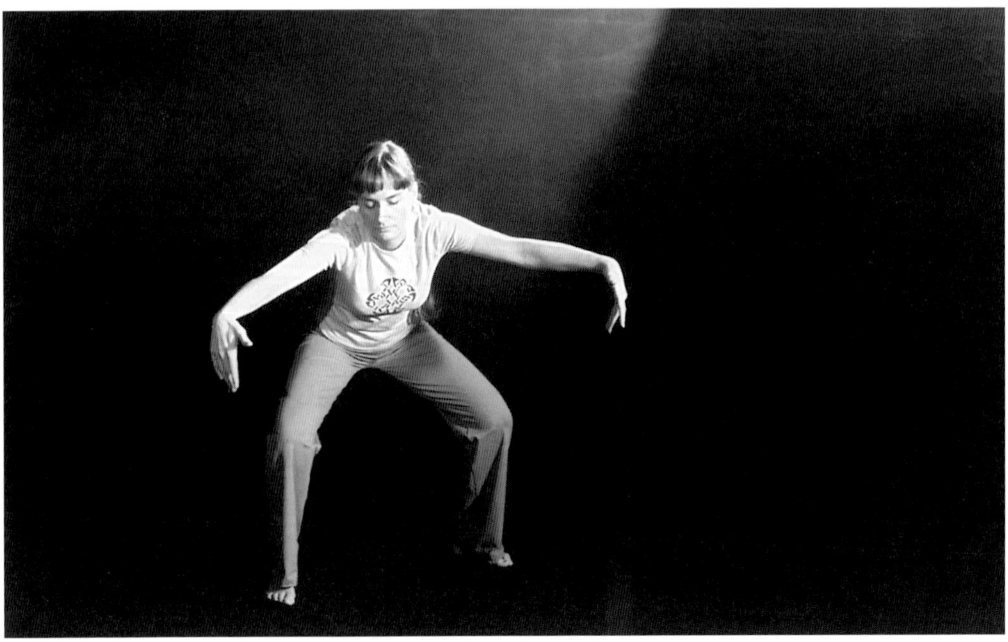

45. Der Fantasie und den Bewegungen sind keine Grenzen gesetzt.

mit der Bestrahlung aber geben Sie Ihnen die Kraft zurück, die die lauten Einflüsse sie gekostet haben.

Jetzt führen Sie die Hände wieder zusammen und zielen auf den Hals; danach gleiten sie millimeterweise und sehr langsam nach unten, während Sie den gesamten vorderen Oberkörperbereich bestrahlen. Es ist, als würden Sie nur mit Ihren Händen eine Akupunkturbehandlung durchführen – ganz ohne Nadeln. Der Energiefluss in den von Ihnen bestrahlten Meridianen wird angeregt und gestärkt.

Beenden Sie diese Übung, indem Sie längere Zeit in den Bauchnabel strahlen und sich dort Ihren Kraftpunkt, den Chi-Ball, vorstellen; vielleicht spüren Sie ihn auch schon. Auch hier hilft das Schließen der Augen, die Aufmerksamkeit zu bündeln.

Spiel mit dem Chi-Ball (Abbildung 44–45)

Nachdem Sie den inneren Chi-Ball gespürt haben, richten Sie Ihre Aufmerksamkeit nun auf den Chi-Ball zwischen Ihren Händen. Positionieren Sie Ihre Hände auf Nabelhöhe so gegenüber, dass sich die Energiezentren in der Mitte der Handfläche gegenseitig bestrahlen. Die Schultern, Arme und Hände sind dabei ganz entspannt, der Körper steht immer noch im Reiterstand.

Führen Sie nun die Handflächen so nahe zusammen, bis Sie etwas spüren. Dieses Gefühl merken Sie sich und vergrößern den Abstand Ihrer Hände dann wieder so weit, bis Sie den Ball gerade noch spüren können. Vielleicht halten Sie dann zwischen den Händen einen imaginären Tennisball oder sogar einen großen Pezzi-Ball.

Dieses Energiegefühl, diesen Ball umstreichen Sie jetzt. Sie bewegen Ihre Hände um den unsichtbaren Ball herum, ohne ihn loszulassen – geradeso, als würden Sie ihn modellieren. Der ganze Körper hilft mit, wenn Ihre Arme um den Ball streichen – lassen Sie Ihrer Fantasie und Bewegungsfreude dabei freien Lauf. Bewegen Sie Ihren Oberkörper so viel wie möglich, aber sehr langsam. Es kommt ausschließlich darauf an, das Energiegefühl zwischen Ihren Händen zu bewahren.

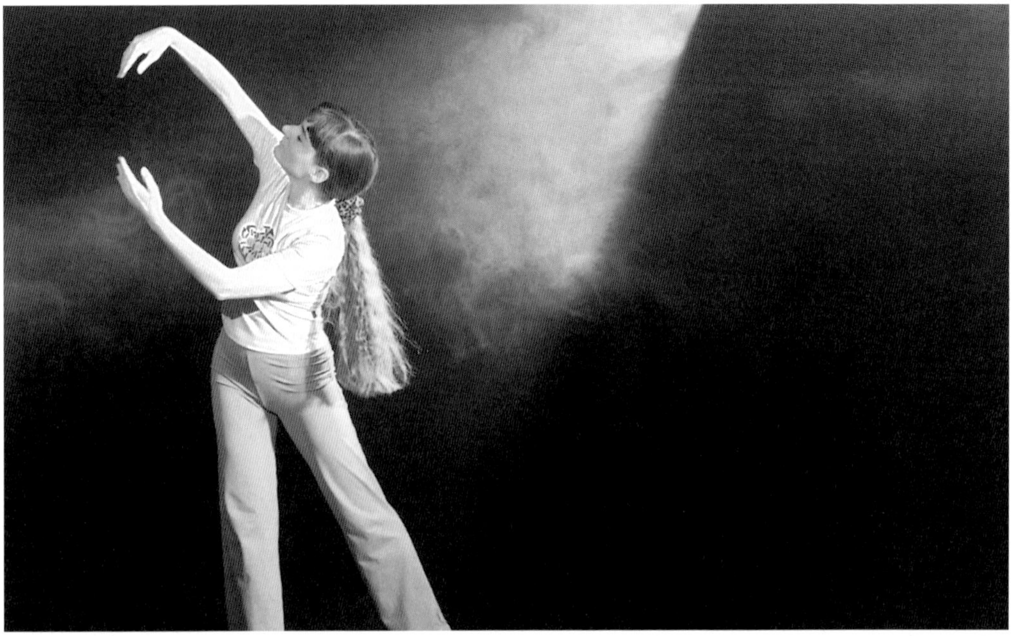

46. Den Mond halten.

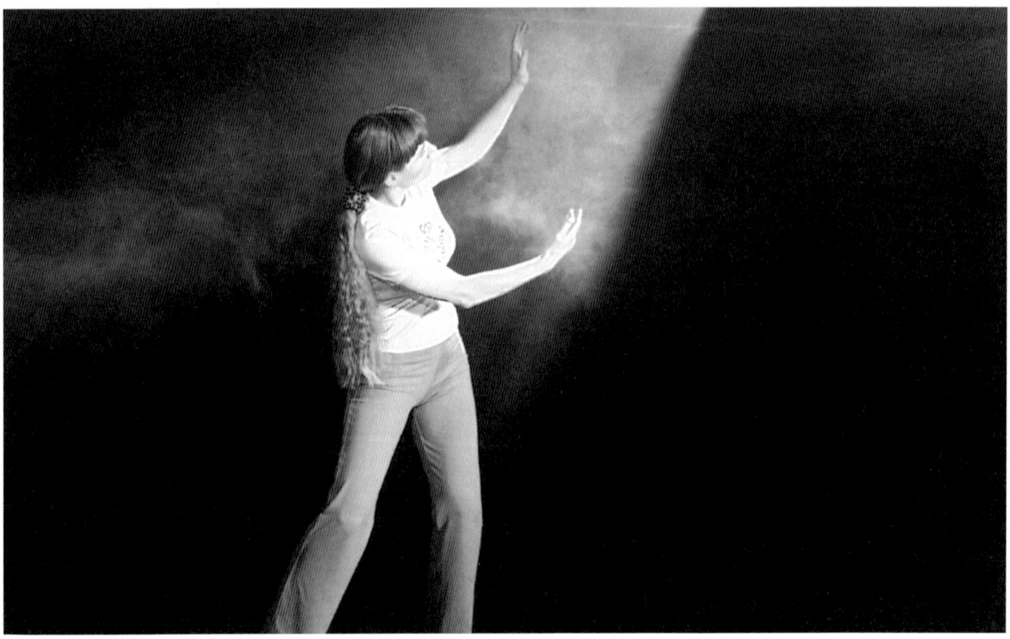

47. Die Bewegung schwingt zur Seite, der Blick wandert dabei nach oben.

Den Mond halten (Abbildung 46–47)

Haben Sie Ihren Chi-Ball aus der Vorübung noch? Sie brauchen ihn gleich wieder. Diese Übung ist eine Kombination aus Bein- und Armbewegungen; zunächst werden die Bewegungsabläufe in Beinen und Oberkörper beschrieben.

Aus dem Reiterstand heraus verlagern Sie das Gewicht auf die rechte Seite. Wenn Sie dort stehen, strecken Sie Ihr rechtes Bein durch und heben sich auf dem linken Fuß auf die Zehenspitzen.

Danach sinken Sie wieder auf Ihr rechtes Bein und beugen Knie und Hüfte. Es schließt sich eine Verlagerung nach links an, Sie strecken das linke Bein durch und gehen rechts auf die Zehenspitzen.

Nun integrieren Sie die seitliche Aufdehnung des Oberkörpers in den Ablauf: Ihr Gewicht ruht auf dem linken Bein, und Sie schieben nun die Taille nach links, um die Wirbelsäule seitlich zu neigen. Dadurch kommt die linke Schulter hoch. Sie dehnen dann die ganze linke Seite vom Bein über die Hüfte bis zum Brustwirbelbereich; ziehen Sie dabei jedoch nicht die linke Schulter aktiv nach oben – sie bleibt entspannt. Achten Sie auch darauf, dass die seitliche Aufdehnung nicht zu einem Verdrehen der Schultern gegen das Becken führt: Schulter- und Beckengürtel stehen vielmehr genau übereinander, und Sie blicken zur Seite, nicht nach hinten. Es soll eine Aufdehnung der an der Körperseite verlaufenden Meridiane stattfinden; dabei spüren Sie die Dehnung von der Hüfte bis zur Schulter.

Mit dem Sinken auf das linke Bein und der Verlagerung nach rechts kehrt auch die Taille wieder in die Ausgangsposition zurück und schiebt sich schließlich nach rechts. Die Taille neigt sich nach rechts, während dadurch der Kopf eine leichte Linksbewegung macht. Die rechte Seite wird so aufgedehnt.

Haben Sie diese Bewegung gemeistert, so werden die Arme mit hinzugenommen. Sie bewegen sich relativ passiv aus der Körperbewegung heraus. Schieben Sie nach rechts, so steigen die Arme, die einen großen Chi-Ball, »den Mond« halten, rechts hoch – so weit, wie Sie den gebeugten oberen Arm führen können, ohne den Ellbogen zu strecken. Der Ellbogen führt die Bewegung nach oben an. Durch die Beugung erreichen Sie eine viel größere Dehnungsintensität – testen Sie ruhig einmal den Unterschied zum gestreckten Arm.

Sie halten, während Sie die Arme hochführen, nach wie vor den Chi-Ball fest, der mit dem Verlagern auf das andere Bein ebenfalls auf der neuen Seite steigt und sinkt.

Mit dieser Bewegung erreichen Sie eine Verbesserung des Chi-Flusses in den seitlich verlaufenden Meridianen von Leber, Gallenblase, Milz und Magen. Blicken Sie den Chi-Ball an, wenn er oben ist, und lassen Sie den Blick nach oben gerichtet, während Sie zur anderen Seite hinüberwechseln, wo Ihr Chi-Ball erneut auftaucht – gefolgt von Ihrem Blick.

Beenden Sie die Übung, indem Sie die Bewegung der Arme immer kleiner werden lassen, bis die Hände vor dem Bauchnabel ruhen.

Zentrierung (Abbildung 48)

Das Ende jeder Übungsreihe bildet die körperliche und geistige Zentrierung. Schließen Sie die Beine, die Sie jetzt auch strecken können, legen

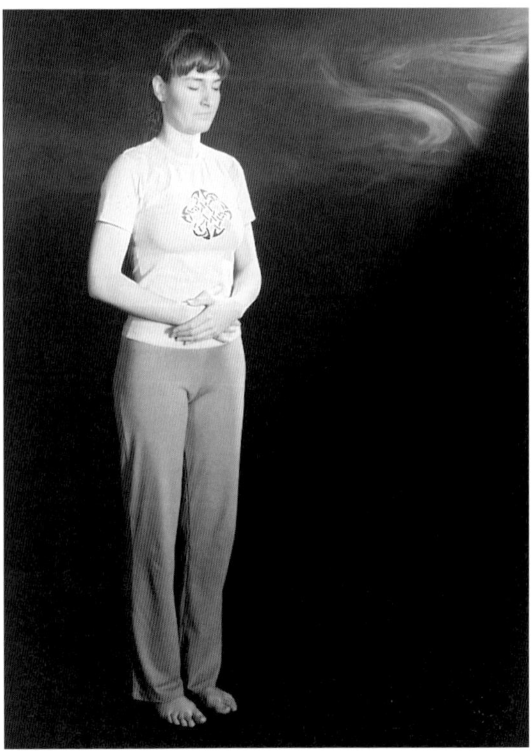

48. Zentrierung

Sie die Handmitten übereinander auf den Bauchnabel und spüren Sie dorthin.

Nehmen Sie die Einatmung wahr, die den Bauch hebt, und die Ausatmung, die den Bauch wieder flach werden lässt. Verfolgen Sie die Wärme der Hände in den Bauch hinein und lassen Sie dort einen Chi-Ball entstehen. Dieser kann sich warm anfühlen, hell sein oder das Gefühl einer Sonne im Bauch hervorrufen – Sie können aber ebenso gut auch Ihr eigenes Bild entwickeln. In diesem Gefühl ruhen Sie eine Weile.

Sollte Ihnen das lange Stehen schwer fallen, so beginnen Sie während der Übungen leicht zu schwanken und zu schaukeln. Machen Sie es sich so bequem wie möglich, ohne in die alten Fehlhaltungen zurückzufallen. Wenn es Ihnen zu viel wird, üben Sie lieber öfter und kürzer. Die Freude am Tun steht an erster Stelle.

Chi-Moving-Übungen am Boden

Die Atmung entspannt den Rücken (Abbildung 49–50)

Legen Sie sich auf einer bequemen, warmen, aber auch festen Unterlage auf den Rücken. Dabei sollten Sie lockere Kleidung tragen, die den Bewegungsfluss nicht einengt. Ihre Beine sind entspannt angestellt, die Hände liegen auf den unteren Rippen.

Nun beginnen Sie mit der Bauchatmung, indem Sie beim Einatmen den Bauch nach oben wölben und ihn beim Ausatmen wieder zurücksinken lassen. Wenn Sie die Bauchatmung entspannt durchführen können, gehen Sie dazu über, die Rippen und das Brustbein beim Ausatmen aktiv nach unten Richtung Becken und Wirbelsäule zu bewegen. Es ist eine Bewegung, als wollten die Rippenbögen im Körper verschwinden.

Durch dieses verstärkte Ausatmen und die erzeugte Bewegung wird der Lendenwirbelsäule die Möglichkeit eröffnet, völlig entspannt Richtung Boden zu sinken. Die Struktur, die sonst das Brustbein und den Solarplexus nach vorn zieht, gibt jetzt nach und wird durch diese Art der Atmung mobilisiert und entspannt.

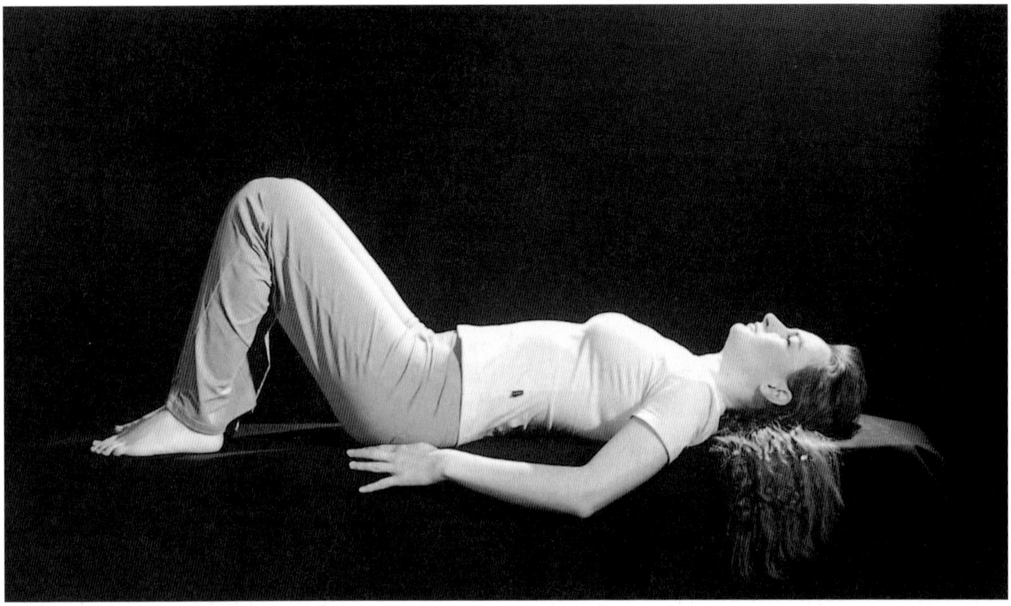

49. Die Atmung entspannt den Rücken: Die Lendenwirbelsäule hat in der Ausgangsposition keinen Bodenkontakt (Einatmung).

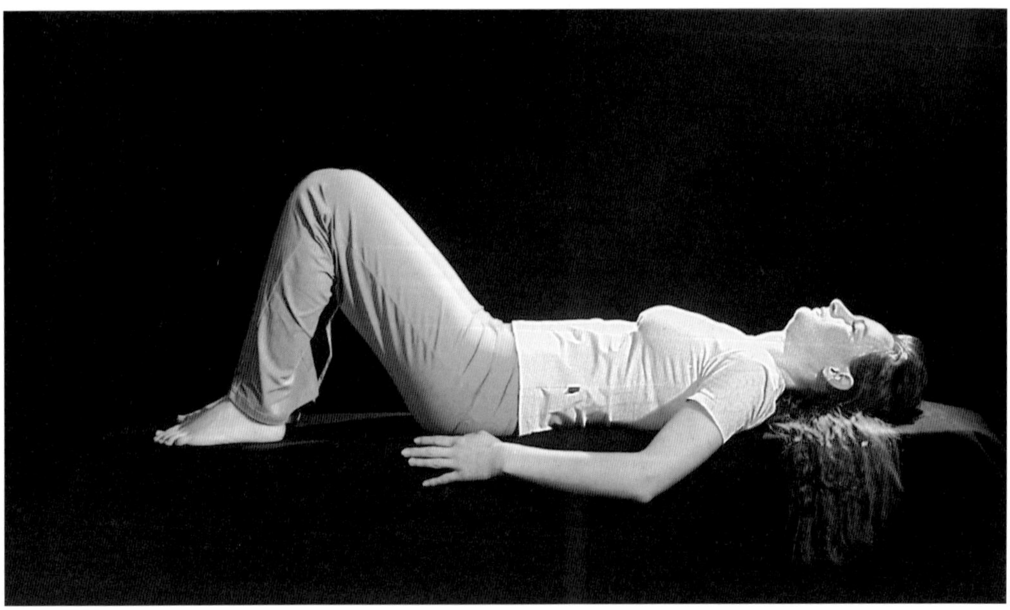

50. Durch das Herunterrollen der Rippenbögen und das Absinken des Brustbeins kann sich die Lendenwirbelsäule ablegen (Ausatmung).

Die Atmung stärkt die Bewegung

Der Hüftbeugemuskel und die Muskulatur des Zwerchfells verstärken in der folgenden Übung die Kraft und unterstützen die Wirbelsäule.

Um diese Übung durchzuführen, müssen Sie die tiefe Bauchatmung (Zwerchfellatmung) beherrschen. Sollten Sie noch in die Brust atmen, so üben Sie noch eine Weile die vorhergehende Übung. Wenn Sie es richtig machen, darf sich bei der Einatmung der Brustkorb nicht heben, auch wenn Sie kräftig einatmen.

Das Einrollen der Rippen und das Annähern der Lendenwirbelsäule an den Boden bleibt in dieser Übung bestehen. Sie ändern jedoch die Atemrichtung: Mit dem Einatmen bewegen Sie die Rippen nach unten und die Wirbelsäule Richtung Boden, beim Ausatmen lassen Sie alles wieder los. Sie erreichen damit eine umfassende Atmung und integrieren die Bauch-, Taillen- und Nierenatmung in die liegende Position.

Wenn Sie auf diese Weise in den Rücken geatmet haben, spüren Sie, dass Sie nun mehr Kraft haben, um die Lendenwirbelsäule auf den Boden zu drücken. Lassen Sie sich Zeit und bauen Sie keinen Druck in den Brustkorb oder zum Herzen auf! Beginnen Sie mit einem sanften Einatmen und steigern Sie es erst, wenn Sie sich der Bewegung sicher sind.

Dehnung der Dura Mater (Abbildung 51–52)

Die Übungsposition ist wie bei den vorangegangenen Übungen die Rückenlage mit angestellten Beinen. Vergessen Sie zunächst die Atmung und konzentrieren Sie sich auf die Bewegungsausführung. Wenn möglich üben Sie ohne Kopfkissen; sonst benötigen Sie eine Unterlage, die eine Kippbewegung des Hinterkopfes zulässt.

Sie drücken nun die Lendenwirbelsäule Richtung Boden und ziehen gleichzeitig das Kinn Richtung Brustbein. Dadurch streckt sich der Nacken und nähert sich dem Boden an. Verlängern Sie den Nacken noch mehr, indem Sie den Scheitelpunkt aus dem Körper herausschieben, als zöge jemand an Ihrem Haar nach hinten. Achten Sie darauf, dass das Kinn Richtung Brust bewegt wird und nicht nach oben zur Decke zeigt.

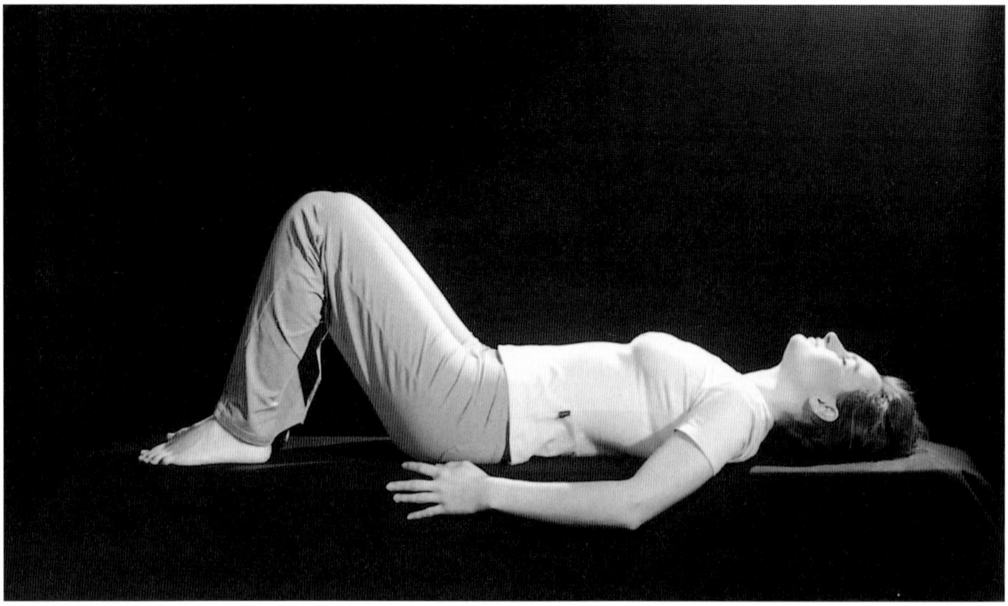

51. Dehnung der Dura Mater: Die Lendenwirbelsäule hat keinen Bodenkontakt, das Kinn ist nach oben genommen.

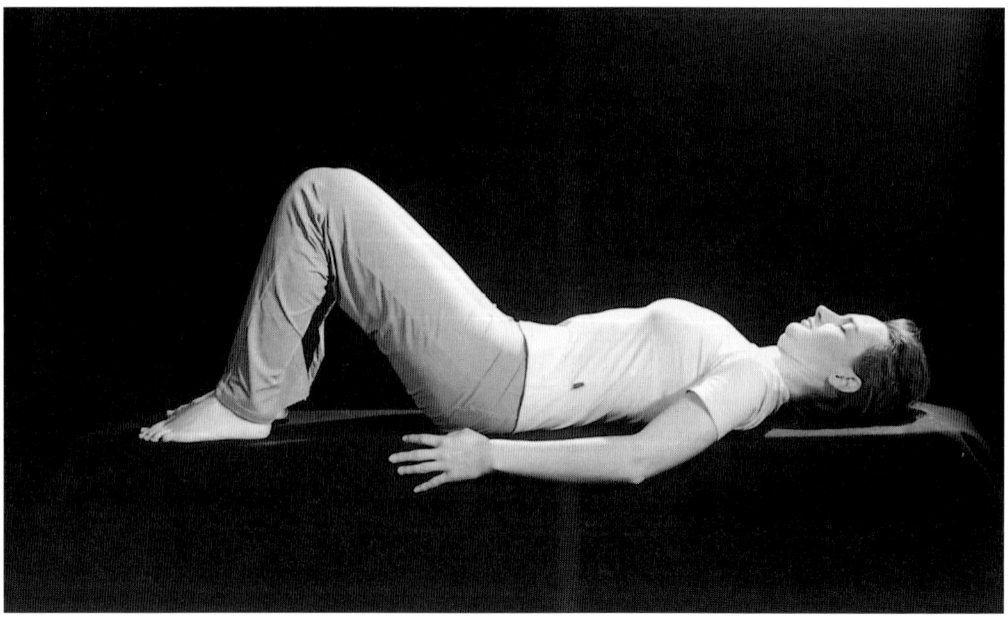

52. Der Nacken und die Lendenwirbelsäule nähern sich dem Boden an, die Dura Mater wird gedehnt.

Das gleichzeitige Verlängern der Lendenwirbelsäule und des Nackens führt zu einer Aufdehnung der Dura Mater, der Bindegewebshaut um Rückenmark und Gehirn. Eine lockere Dura Mater sorgt für eine optimale Nährstoffversorgung der Wirbel und der Bandscheiben. Üben Sie immer wellenförmig, gehen Sie langsam in die Bewegung hinein und lösen Sie die Spannung langsam wieder.

Bauch – Becken – Rücken (Abbildung 53–54)

Diese Übung führt zu einer Kräftigung genau der Strukturen, die die Wirbelsäule stützen und vor einem Hohlkreuz bewahren. Zudem wird der Beckenbodenbereich mit aktiviert.

Sie liegen auf dem Rücken und heben die Beine fast gestreckt hoch zur Decke. Wie in den vorangegangenen Übungen drücken Sie auch hier die Lendenwirbelsäule Richtung Boden, als ob Sie eine Mulde in Ihre Unterlage pressen wollten: Sie machen eine Katzenbuckel mit der Lendenwirbelsäule.

Gleichzeitig spannen die Bauchmuskeln und die Beckenbodenmuskeln an und wollen das Becken und die Beine Richtung Decke schieben. Arbeiten Sie keinesfalls mit Schwung: Es ist unwichtig, ob das Becken wirklich abhebt. Trainieren Sie zunächst statisch: indem Sie alle Muskeln wie beschrieben anspannen. Je mehr Kraft Sie entwickeln, desto mehr Bewegung wird auch äußerlich sichtbar, sie wird dynamisch. Atmen Sie während der Anstrengung aus.

Achtung: Diese Übung ist nicht geeignet für Menschen mit Bluthochdruck, erhöhtem Augeninnendruck und Herzproblemen.

Fortgeschrittene können die tiefe Bauchatmung aus der Übung »Die Atmung stärkt die Bewegung« in diese Bewegung integrieren. Bitte achten Sie aber unbedingt darauf, keinen Druck zum Brustkorb und zum Herzen aufzubauen. Erst wenn Sie die tiefe Bauchatmung entspannt meistern, dürfen Sie sie in diese Bewegung einbauen.

Während Sie die Lendenwirbelsäule in den Boden drücken und die Beine nach oben schieben, atmen Sie in den Unterbauch und in die Nierenge-

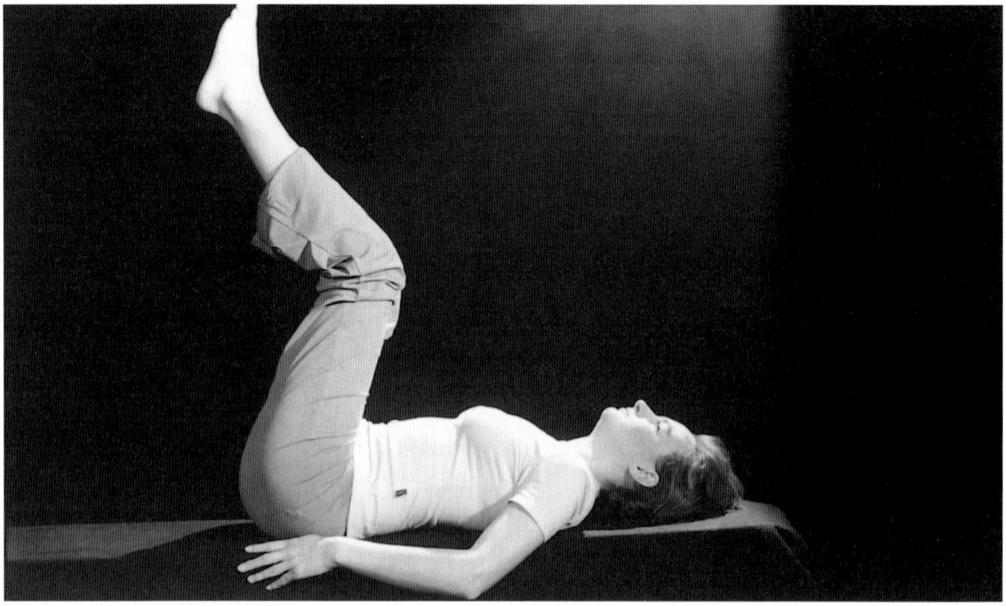

53. Bauch – Becken – Rücken: Ausgangsposition

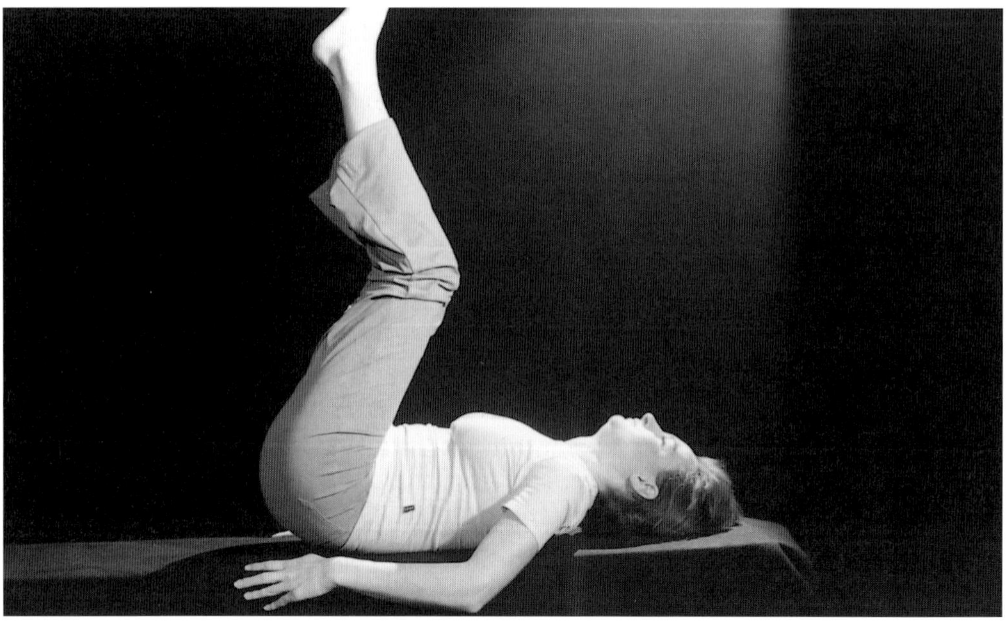

54. Die Lendenwirbelsäule wird fest auf den Boden gedrückt und führt zu einem senkrechten Anheben des Beckens und der Beine.

gend ein. Diese Verstärkung des inneren Drucks führt zu mehr Kraft in der Bewegung. Man benutzt sie auch, um Chi im Gewebe abzuspeichern. Mit dem Ausatmen kehren Sie in die Entspannung zurück.

Rückenentspannung in Bauchlage (Abbildung 55–56)

Legen Sie sich bequem auf den Bauch. Sie können die Hände zusammenlegen und Ihre Stirn auf ihnen ruhen lassen; dadurch halten Sie den Kopf gerade. Sie können auch ein zusammengerolltes Handtuch unter die Stirn legen, um die Nase zu schonen.

Der Übergang zwischen Lendenwirbelsäule und der dreieckigen Knochenplatte des Kreuzbeins steckt oft voller Verspannungen. Diese können durch die Übung in Kombination mit der richtigen Atmung gelöst werden.

Beginnen Sie das Kreuzbein in Richtung der Füße nach unten zu rollen. Dadurch kommt das unten liegende Schambein etwas nach innen und oben. Es ist eine Bewegung, wie wenn ein Hund den Schwanz einzieht und den Rücken rundet. Die Bewegung des Kreuzbeins nach unten führt zu einer Streckung der Lendenwirbelsäule, das Hohlkreuz verschwindet, und die Wirbelsäule wird in diesem Bereich gerade.

Stellen Sie sich zusätzlich vor, unter Ihrem Bauchnabel verlaufe eine Ameisenstraße: Spannen Sie den Bauch so an, dass die Ameisen unter Ihnen hindurchlaufen können. Beginnen Sie diese Bewegung zunächst beim Ausatmen und entspannen Sie beim Einatmen.

Achtung: Diese Übung ist nicht geeignet für Menschen mit Bluthochdruck, erhöhtem Augeninnendruck und Herzproblemen.

Fortgeschrittene können, wenn sie diese Übung entspannt meistern, die Atmung wieder umkehren. Atmen Sie in die Nierengegend ein, ziehen Sie das Kreuzbein nach unten und erzeugen Sie einen Chi-Druck, der die Bewegung unterstützt. Sie massieren dadurch bei jedem Atemzug Ihre Nieren, der Beckenboden bleibt dabei leicht angespannt.

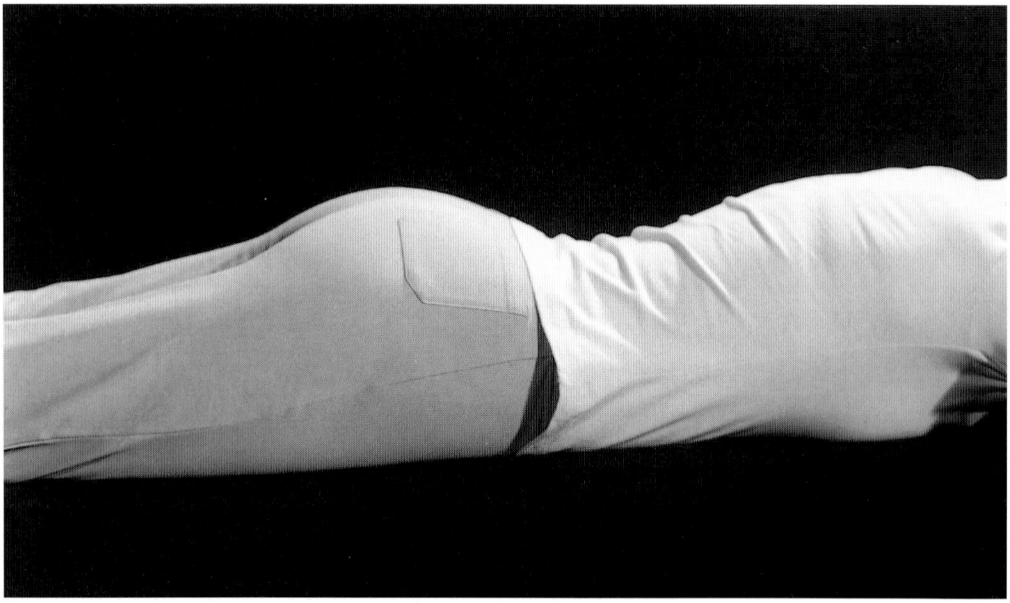

55. Rückenentspannung in Bauchlage: Ausgangsposition

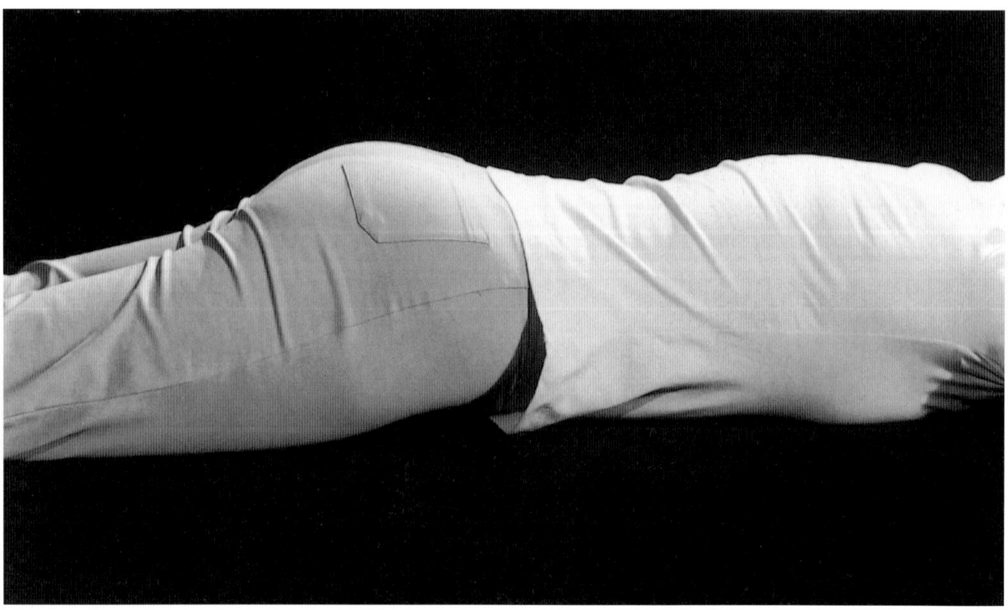

56. Das Kreuzbein zieht nach unten und der Solarplexusbereich nach innen, die Lendenwirbelsäule wird gestreckt.

Diagonale Kräftigung (Abbildung 57)

Die Ausgangsposition ist die Endposition der vorhergehenden Übung. Die Lendenwirbelsäule wird durch die Kreuzbeinbewegung gestreckt, und wieder führt eine Ameisenstraße unter Ihrem Bauch hindurch.

Nun strecken Sie während dieser Phase zusätzlich ein Bein und heben es etwa fünf Zentimeter hoch. Das Heben des Beines und die Streckung der Lendenwirbelsäule wirken gegenläufig. Achten Sie darauf, dass Sie die Position des Rumpfes halten können, und fallen Sie nicht ins Hohlkreuz. Üben Sie abwechselnd, bis Sie die Beine abheben können, ohne die Ameisenstraße zu erdrücken.

Wenn Sie diese Stufe gemeistert haben, heben Sie zusätzlich den diagonal zum gestreckten Bein liegenden, ebenfalls gestreckten Arm ein wenig vom Boden ab. Sie trainieren und dehnen damit gleichzeitig Strukturen, die an der aufrechten Haltung beteiligt sind.

Beenden Sie die Übung mit der Zentrierung in Ihrem Kraftpunkt.

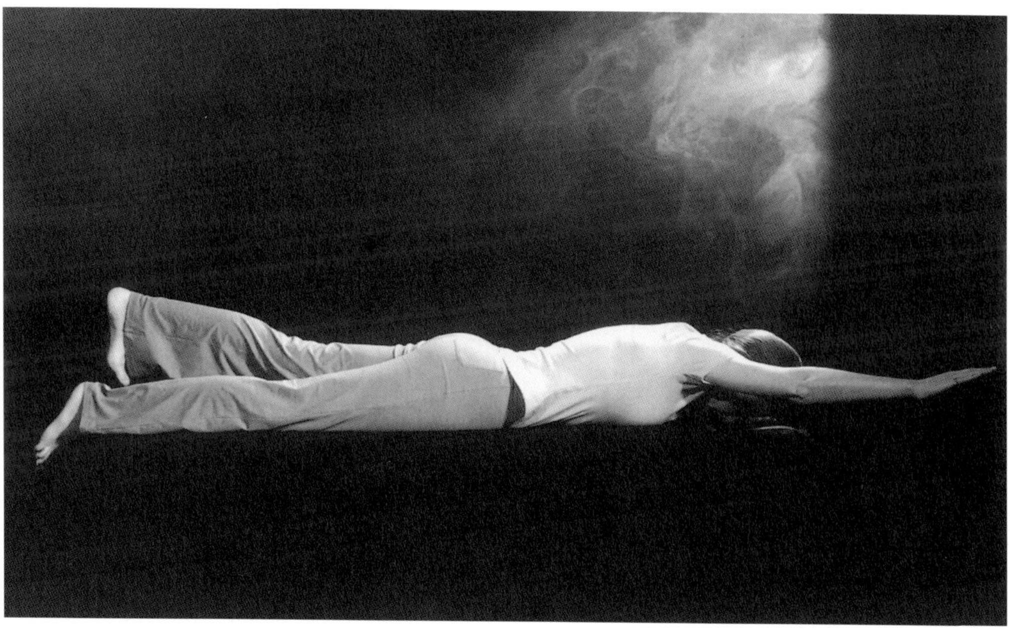

57. Diagonale Kräftigung

Chi-Moving-Übungen im Alltag

Sitzende Position

Sie sitzen auf Ihrem Bürostuhl, im Zug oder im Flugzeug, im Auto an der roten Ampel oder im Stau: Dies sind in Zukunft Ihre Energietankstellen.

Beckenboden

Beginnen Sie den Beckenboden anzuspannen. Wenn Sie nicht wissen, wie, stellen Sie sich vor, Sie müssten Ihren dringenden Harndrang einhalten, weil Sie keine Toilette finden.

Spannen Sie an und lösen Sie die Kontraktion im schnellen Wechsel, vielleicht im Rhythmus eine Liedes. Danach gehen Sie über, die Kontraktion längere Zeit zu halten, beispielsweise eine Ampelrotphase lang. Wenn Sie etwas für die Gesäßmuskulatur tun möchten, können Sie sie gleich mit anspannen.

Diese Übung wirkt belebend und verhindert das Einschlafen. Menschen mit niedrigem Blutdruck können mit Hilfe dieser Übung dazu beitragen, den Blutdruck zu stabilisieren.

Füße und Beine

Leiden Sie unter geschwollenen Füßen oder unter Fußfehlstellungen, so können Sie während längerer Sitzintervalle auch gegen diese Symptome etwas tun. Stellen Sie die Füße fest auf den Boden und beginnen Sie die Zehen zu spreizen. Danach verschrauben Sie die Sprunggelenke und Beine wie auf Seite 34ff. beschrieben. Spannen Sie nun alle Fußmuskeln gleichzeitig an, als wollten Sie den Fuß in der Mitte zusammenziehen, und lösen Sie sie wieder.

Sie helfen den Venen durch dieses Verschrauben und Anspannen, das Blut zum Herzen zurückzupumpen. Wenn das Blut zu lange in den Venen verweilt, kann Flüssigkeit ins Gewebe austreten und Schwellungen verursachen.

Rückenschmerzen auflösen

Beginnen Sie die Lendenwirbelsäule in die Rückenlehne zu pressen. Runden Sie sie und bewegen Sie gleichzeitig die Rippen und den Solarplexus nach innen. Atmen Sie nun in der tiefen Bauchatmung, besonders im Nierenbereich.

Durch das Hinatmen in den gerundeten Rücken lösen Sie tief sitzende Verspannungen der Muskeln und des Bindegewebes. Gleichzeitig massieren Sie so die Nieren, die energetisch auch mit den Knochen zusammenhängen. Die Filterleistung der Nieren wird verbessert, außerdem fühlen Sie sich wacher. Wechseln Sie Anspannung und Entspannung im Atemrhythmus ab.

Stehende Position

Rücken

Lassen Sie das Gewicht auf den Fersen ruhen; selbst bei gestreckten Beinen entlasten Sie so die Lendenwirbelsäule. Wo immer Sie können, sollten Sie durch eine minimale Beugung und Verschraubung der Beine in den Reiterstand gehen. Natürlich machen Sie die Bewegungen nur ganz klein, fast unsichtbar.

Wenn Sie sich diese Art zu stehen angewöhnen, haben Sie – besonders bei vorwiegend stehener Tätigkeit – schon viel für Ihr Wohlergehen und die Gesundheit Ihres Rückens getan. Zusätzlich können Sie die Atmung tief in den Rücken lenken. Diese umfassende Atmung stärkt und stützt die Wirbelsäule und wirkt wie eine Dauermassage von innen.

Energie tanken im Stehen

Gerade in der stehenden Position lässt sich der Körper leicht an die Naturkräfte anschließen.

Nehmen Sie sich eine Minute Zeit und fühlen Sie, wie Sie Wurzeln in die Erde und Äste in den Himmel treiben. Kehren Sie dann zu Ihrem Kraftpunkt zurück und lassen Sie nun umgekehrt die Natur zu Ihnen strömen.

Symptome und Störungen allgemeiner Art

Müdigkeit und Frieren

Sie haben einen Arbeitsplatz am Computer und stellen fest, dass Sie – sobald Sie eine Weile gearbeitet haben – kalte Füße bekommen? Das liegt am Bewegungsmangel und daran, dass Ihre Energie nach außen gerichtet ist. Nehmen Sie sich immer wieder eine Minute Zeit, in der Sie eine Hand auf den Nabel legen und zu Ihrem Kraftpunkt hinspüren.

Verfolgen Sie jeden Atemzug in die Mitte hinein und stellen Sie sich vor, dass der Ausatem wie ein Blasebalg das innere Feuer wieder anfacht. Wenn Sie wieder ein warmes Gefühl im Bauch spüren, setzen Sie Ihre Arbeit fort. Lassen Sie jedoch einen kleinen Teil Ihrer Aufmerksamkeit weiterhin im Kraftpunkt ruhen. Das wirkt wie ein Anker auf die Energie und hindert sie daran, weiterhin so stark nach außen zu strömen.

Wenn Sie den Chi-Ball nicht mehr spüren, legen Sie die nächste Kraftpause ein: So gebündelt werden Sie auch wieder konzentrierter arbeiten können.

Stress

Unter Einfluss von Stress öffnet sich meist der Beckenboden, sodass dabei Energie verloren geht. Schließen Sie ihn, und Sie werden die Kraft entwickeln, die Probleme zu lösen.

Auch die Atmung springt bei Stress leicht auf die oberflächliche Brustatmung um. Atmen Sie also bewusst aus und beginnen Sie wieder mit der Bauchatmung. Das nimmt viel Druck von Herz und Kopf.

Gönnen Sie sich eine Kraftpause und spüren Sie Ihre Hände auf dem Bauch; so wechseln Sie von der linken, der logischen Gehirnhälfte zur rechten, intuitiven. Eine Lösung lässt sich oft leichter finden, wenn beide Gehirnhälften zusammenarbeiten und nicht nur die logische im Alleingang das Problem zu bewältigen trachtet.

Angst und Nervosität

In einer Situation, die Ihnen Angst macht, können Sie einiges an Belastung durch den Nierenlaut »hu« lösen. Machen Sie ein Windgeräusch wie beim Ausblasen einer Kerze und pusten Sie Angst und Druck wie eine dunkle Wolke aus. Wiederholen Sie den Ton möglichst oft, da seine Schwingung die Nieren entlastet, und trinken Sie klares Wasser, das die Nieren bei Stress besonders brauchen. Nutzen Sie dazu auch alle Leer- und Wartezeiten: Falls Sie nicht ungestört sind, können Sie den Laut auch unhörbar machen, indem Sie leicht pustend ausatmen und sich den Ton nur vorstellen.

Nervosität kann aus Angst entstehen, aber auch aus Sorgen oder Ungeduld. Das Sonnengeflecht ist dann oft sehr verspannt. Legen Sie Ihre warme Hand darauf und massieren Sie leicht darüber. Die Vorstellung einer goldenen Sonne, die im Solarplexus scheint, trägt zur Auflösung der Spannung bei. Machen Sie »Herzlaute« (»ha«) oder stöhnen Sie so lange, bis Sie sich besser fühlen.

Schlafprobleme

Wenn Sie darunter leiden, dass Sie schlecht einschlafen oder nachts aufwachen und lange wach liegen, können Sie auch diese Zeit nutzen, um Energie zu tanken. Meistens ist eine wahre Gedankenflut daran Schuld, dass man nicht schlafen kann. Die Energie folgt dem Geist und damit auch den Gedanken – und je mehr man grübelt, desto mehr Chi wird sich dort auch einfinden.

Der Mechanismus, diesen Kreislauf zu durchbrechen, liegt im Umschalten auf das Fühlen. Legen Sie die Hände auf den Bauch und atmen Sie tief. Spüren Sie ganz genau die Berührung der Hände und senden Sie mit dem Ausatem Kraft in Ihren Chi-Ball. Wenn Sie ein warmes Gefühl im Bauch erzeugt haben, können Sie mit einer Reise zu Ihren Organen beginnen, um sich bei ihnen für ihre Leistungen zu bedanken. Meistens werden Sie darüber einschlafen.

CHI-MOVING-PRINZIPIEN IN ANDEREN SPORTARTEN

Es gibt keine Beschränkungen in der Umsetzung der Chi-Moving-Prinzipien in die Praxis: Wenn Sie einmal damit zu experimentieren beginnen, werden Sie immer neue Anwendungsmöglichkeiten finden. Die geistige Haltung und energetische Bündelung dieser Körperkunst kann durch spezielle, in diesem Buch vorgestellte Übungen trainiert werden, lässt sich jedoch ebenso problemlos auch in jede andere Sportart integrieren.

Ausdauersportarten: Jogging oder Walking

Bevor Sie sich für das Joggen oder Walken entscheiden, sollten Sie Ihre Füße in Augenschein nehmen und auf ihre Funktionstüchtigkeit hin untersuchen (lassen). Fehlstellungen, die sich dort finden, beeinträchtigen den gesamten Bewegungsapparat und können, wenn sie ignoriert werden, zu dauerhaften Haltungsschäden führen. Deshalb sollten Sie regelmäßig die beschriebenen Kräftigungsübungen trainieren; ansonsten könnten Ihre Knie oder andere Teile des Knochengerüsts über die kompensatorische Muskelanspannung darunter leiden.

Bevor Sie loslaufen, müssen Sie immer darauf achten, sich – genauer gesagt die Muskulatur – mit leichten Dehnungsübungen aufzuwärmen. Dabei verfolgen Sie mit Achtsamkeit Ihre Atmung in die Bauchmitte hinein und konzentrieren sich auf Ihren Chi-Ball. Sie können dabei die Hände auf den Bauch legen, um noch leichter zu zentrieren. Mit diesem Chi-Ball-Gefühl laufen Sie los. Jedes Einatmen führt dem Körper neue Energie zu, und jedes Ausatmen lenkt Sie geistig in die Bauchhöhle, um mehr Chi aufzunehmen.

Ein Teil der Aufmerksamkeit verbleibt dabei dauerhaft im Kraftpunkt. Nehmen Sie die Umgebung wahr und spüren Sie die Kräfte in der Natur, die Sie umgibt. Sie können sich über die Zentrierung an diese Kräfte anschließen. Achten Sie darauf, wann Sie keine Lust mehr haben, und legen Sie Pausen ein: Durch Zwang verändern sich nämlich die Energien eher zum Negativen hin.

Beenden Sie Ihr Training mit einer kleinen Ruhepause in Ihrem Kraftpunkt; dabei wird die Energie verdaut und zu Ihrer eigenen umgeformt. Schön ist es auch, wenn Sie in sich hineinlächeln und sich bei jeder Zelle für ihre Arbeit bedanken.

Kraftsportarten: Gerätetraining

Auch hier gilt: Überprüfen Sie Ihre Körperstruktur und optimieren Sie Ihre Haltung. Wenn Sie mit Gewichten arbeiten, ist es besonders wichtig, die aufgenommene Kraft möglichst ohne Reibungsverluste durch den Körper abzuleiten. Einerseits haben Sie so mehr Kraft, andererseits nutzen sich die Gelenke nicht oder zumindest weniger ab.

Sie können lernen, Chi aktiv in den Knochen und Bindegewebsstrukturen abzuspeichern. Atmen Sie während der Pausen zwischen den Übungen am Gerät in Ihrer Vorstellung in die Enden (Fingerspitzen oder Zehen) der belasteten Knochen ein und atmen Sie in diese Bereiche auch aus. Mit dieser Atmung gehen Sie nacheinander die gesamte Extremität durch. Es kann ein Gefühl entstehen, als würden Ihre Knochen glühen.

Wenn Sie an Ausdauergeräten trainieren, bündeln Sie Ihren Geist in den eigenen Kraftpunkt. Verfolgen Sie die Atmung und spüren Sie so lange wie möglich in sich selbst hinein. Sie trainieren nun mit »direkter Leitung« zu den Energien: Wohin Ihr Geist auch geht, die Energie folgt ihm. Sie investieren praktisch in sich selbst.

Dynamisches Training: Aerobic, Skifahren, Wettkampfsport

Gerade beim dynamischen Training ist es sehr schwierig und bedarf längerer Übung, um eine dauerhafte Präsenz zu halten. Besonders T'ai Chi Ch'uan empfiehlt sich hier als Basistraining: Durch die Schulung der Koordination bis in den einzelnen Muskel hinein sowie die Stärkung von Sehnen und Sehnenansätzen wird Verletzungen effektiv vorgebeugt, Körperhaltung und Muskeltonus optimieren sich, einseitige Belastungen können ausbalanciert werden.

Da man sich im T'ai Chi ebenfalls dynamisch – wenn auch sehr langsam – bewegt, ist nach einer gewissen Übungszeit eine Umsetzung in die schnellere Bewegung möglich. Zudem verbessern sich die Atmung und somit der Sauerstoffgehalt des Blutes.

Bei eingespielten Bewegungsabläufen mit maximalem Kraftaufwand sollte man überprüfen, ob die eigene Körperhaltung dafür optimal ausgelegt oder verbesserungswürdig ist. Beim Aufschlag im Tennis etwa gilt das Augenmerk dem Moment, in dem der Schläger den Ball trifft. Wie steht die Wirbelsäule, kommt die Kraft tatsächlich aus der Mitte, und wird über die Atmung ausreichend Chi-Druck erzeugt? Leitet sich die Kraft beim Abspiel in die Beine ab und wirkt sie aus dem Rumpf?

Wenn Sie die Prinzipien der optimalen Haltung, umfassenden Atmung und des Energieflusses in die Praxis umgesetzt haben, wird sich auch Ihr Spiel verändern und Ihrer Gesundheit nicht schaden.

Schluss

In erster Linie sollen Sport, Chi-Moving, T'ai Chi und Qi Gong Ihnen die Freude an der Bewegung und am eigenen Körper vermitteln; wenn dabei auch noch ein Energiezuwachs »herausspringt« – umso besser.

Genießen Sie also jeden Augenblick, trainieren Sie nicht verbissen, sondern so, dass es Ihnen Freude macht, und achten Sie dabei immer auf Ihren Körper. Er ist eine riesige Datenbank und ein guter Ratgeber, der über seine eigene, intuitive Weisheit verfügt und sie Ihnen mitteilt – sofern Sie genau hinhören und -spüren. Je enger Ihr Kontakt zu Ihrem Inneren wird, desto klarere Botschaften erhalten Sie.

Füllen Sie Ihr Leben mit schönen Augenblicken, und Ihr Energiehaushalt wird dieser Lebenseinstellung folgen. Es ist gar nicht so wichtig, ein Übermaß an Energie anzuhäufen – lieber die richtige Menge in einer guten Qualität. Wenn Sie sich nicht unter Leistungsdruck und Erfolgszwang setzen, sondern in erster Linie sich und Ihrem Körper etwas Gutes tun wollen, dann werden Sie viele schöne Momente beim Chi-Moving erleben. Und nur darauf kommt es an.

Seminare und Adresse

Sollten Sie Interesse an Chi-Moving-, T'ai-Chi-, Qi-Gong- oder Frauen-Seminaren haben, so wenden Sie sich bitte an folgende Adresse:

Christine Alles
Hansengasse 24
D-69483 Wald-Michelbach
chi-moving@goldmail.de

Literatur

Agustoni, Daniel: *Craniosacral Rhythmus. Praxisbuch zu einer sanften Körpertherapie*, München [3]2000

Chia, Mantak: *Tao Yoga des Heilens. Die Kraft des Inneren Lächelns*, München 2001

Diamond, John: *Der Körper lügt nicht*, Freiburg [15]2000

Knebel, Karl-Peter: *Funktionsgymnastik. Dehnen, Kräftigen, Entspannen*, Reinbek 1994

Laotse: *Tao te king*, übertragen von Richard Wilhelm, München [15]2000

Faller, Adolf: *Der Körper des Menschen. Einführung in Bau und Funktion*, Stuttgart [13]1999

Zur Autorin

Christine Alles, geboren 1964, studierte Jura, unterrichtete aber schon bald hauptberuflich die taoistischen Künste T'ai Chi, Qi Gong und Meditation sowie fernöstliche Kampfsportarten. Sie entwickelte aus ihrer intensiven Beschäftigung mit dem Taoismus heraus Chi-Moving, das sie in Kursen und Seminaren vermittelt.

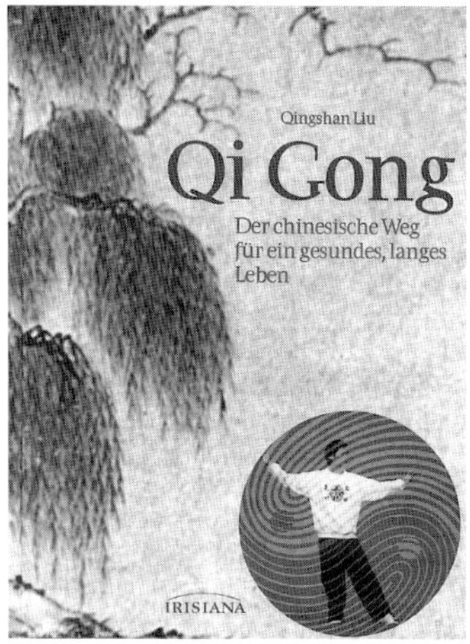

Qingshan Liu

Qi Gong

Der chinesische Weg für ein gesundes, langes Leben

160 Seiten, Festeinband, ISBN 3-89631-414-9

Qingshan Liu, chinesischer Arzt und Meister und international renommierter Qi-Gong- und T'ai Chi-Experte, bietet hier eine umfassende Einführung in Theorie und Praxis der chinesischen Energiefluss-Übung Qi Gong. Sie erhöht die körperliche, seelische und geistige Flexibilität, Belastbarkeit und Leistungsfähigkeit und stärkt die Selbstheilkraft. Detaillierte Beschreibungen der Bewegungsabläufe und ihrer spezifischen Wirkung – ein Buch für Anfänger und Fortgeschrittene.

IRISIANA